——原水文化——

您的健康，原水把關

【醫師親繪圖解&示範】

身體消痛
復健一本通

從手肘腕到肩頸脊背、
腰臀腿膝足的臨床非藥處方

中西醫與復健科／職業醫學科雙專科醫師
──李炎諭 著

Part 1 【上肢】手、肘、腕、肩

Part 2 【脊椎】頸、脊、背、腰

Part 3 【下肢】臀、腿、膝、足

Part 4 常見的復健迷思 Q&A

李醫師復健保養小教室

解決痠痛問題，一看就會、一本就通！

———————————— 楊宗勳（高雄長庚紀念醫院復健科主任）

2012 年，李炎諭醫師加入高雄長庚復健科成為住院醫師，我則是剛晉升為第一年主治醫師。對李醫師最一開始的印象就是他的命格真的非常旺，別人值班沒啥事，偏偏他值班時病人就剛好特別多事，搞到後來護理站下令不准把他的名字寫在值班白板上，只能用符號或圖案取代，護理師還在中元節時特別去要了法師祈福後的水來灑在他身上……不過醫師界有個說法是，年輕時越旺的人，因為磨練機會多，成長的速度也會比同儕更快。我想應該是在那個時候，就種下了李醫師後來成為強者的因子吧！

工作過程中，我發現李醫師跟我一樣是長庚大學畢業，都參與過音樂性社團，也都同樣喜歡看 NBA 跟動漫。在有許多共同話題的情況下，他就成了我在工作場合最常聊天打屁的對象之一，也慢慢建立起跟其他同事不太一樣的交情。在李醫師也晉升為主治醫師後，我們陸續合作了好幾個研究計畫與論文發表，讓我們無論在工作跟私交上都成為對方的重要夥伴，我也非常信任這位既有能力、個性又好相處的學弟。

後來李醫師做出了一個人生中的重要決定：離開醫院轉至診所任職（我心中默默唱著：「可惜不是你，陪我到最後」），隨後也成立他的個人粉專【李炎諭醫師的復健聊天室】，我當然也立刻訂閱成為忠實粉絲。李醫師的粉專內容幽默風趣，案例描述活潑生動，衛教內容專業實用，又能結合各種動漫梗的親手手繪圖像，在茫茫充斥各種醫學資訊的網路世界裡，這個風格真的是僅此一家，令人擊節讚嘆。後來果然有出版社慧眼識英雄，集結了他多年來精心製作的衛教圖文進行出版，就是您手上的這本《【醫師親繪圖解＆示範】身體消痛復健一本通》。

　　李醫師在本書中，精挑細選了 54 個復健科常見問題，以親手繪製的圖文告訴大家，遇到這個問題可以「怎麼做」、「做幾次、做多久」、「做到什麼程度」，讓讀者能充分了解與精確執行，而不是只以「做運動」、「復健治療」等語詞帶過。此外，書中所有資訊和治療方法都有經過醫學文獻與研究成果證實，而非僅憑一己之言，這也是這本書非常值得推薦的地方。

　　總而言之，我覺得這是一本不可多得的好書，推薦給想了解復健知識、遠離身體痠痛的朋友。在復健醫學的專業上，你可以稱呼李醫師為賴醫師，因為他值得姓賴（信賴）！

卡通化圖解最佳復健工具書，一看就懂、一做就好

家庭必備，自用送禮皆宜，復健保養 DIY 聖經

—— 陳乃菁（陳乃菁診所院長）

在我和炎諭醫師認識的十五年中，我總是一再為他的才華感到驚奇，例如他身上同時有復健科、中醫和神經內科的醫師專業，因此他在治療患者時往往有獨到又中西兼顧的觀點，令人耳目一新。

也例如當我們是醫學中心內的工作夥伴時，我每回邀請他來為醫護同仁或患者家屬上課時，他總能以深入淺出內容吸引全場聽眾的注意力，後來我們一同錄製公共電視相關高齡照顧的節目，他的精采表現連製作人都讚不絕口。

炎諭醫師可說是我們高齡社會中最需要的人，感謝他在繁忙公事外開設粉絲頁等媒體管道，「李炎諭醫師的復健聊天室」除了幫助民眾了解醫學專業外，更加有趣、溫馨和圖文並茂的特點，一目了然，大家都看得懂，也容易做，真是令人讚賞。

早有不少人催促認真又風趣的李醫師出書，我當然也是滿懷期待，如今終於夢想成真，細看內容更是萬分佩服。這

本書完整又有系統的將疾病與復健知識進行統整，依照身體不同部位分類以利閱讀。許多網上常見的日常生活疑問，這本書都給出正確又完整的答案，免去大家花時間搜尋又一知半解的風險。這本書還把常見的治療策略以及如何保養的運動方式，用圖文講解的方式呈現，對不分年齡的讀者來說，都是家庭必備良書啊。

　　這般送禮自用兩相宜的好書，希望大家都能買一本自家用，買兩本送家人朋友，一起來看這位帥氣又親切的炎諭醫師教我們復健專業！

滿滿動漫梗的
祛痠解痛指引手冊

———————————— 侯鐘堡（原力復健科診所院長）

　　說到李炎諭醫師，他其實與我淵源匪淺：我們都是高雄人，同樣高雄中學畢業，都就讀長庚大學。大學畢業後，也一前一後進了長庚醫院體系的復健科（李醫師小我一屆）。幸運的是：我比較早開始經營粉絲專業，不小心也出了書，更早到基層服務。

　　他則選擇在醫學中心待了多年，進修更深的學問，還拿了一個專科「職業醫學專科」。對於判斷工作造成的傷害，在台灣也可以算是權威級的人物了。直到一年多前他終於想清楚了（哈！），決定來到基層診所服務，在同時那麼忙的當下，他還有空寫下本書。

　　小弟真是佩服的五體投地，真是時間管理大師啊！

　　李醫師邀請我寫序，我當然是一口答應了。除了我們是老鄉外，平日還會私訊打屁聊天，私下討論復健的問題。我們兩個人的興趣，就是喜歡在診間跟患者「說清楚，講明白」。這本書整理了他臉書粉專四年來的衛教心血，而且

最讓我佩服的就是，他所有的的衛教圖，都是自己畫的！而且圖片常常還很有動漫梗，特別的幽默又好笑，特別是我喜歡的「JOJO梗」！要不是動漫的版權問題，說真的，我原本還真的很期待整本都是動漫梗的復健自我保養書呢！

撇開動漫梗的部分，這本書的含金量超高，一共分享了多達 54 個復健科常見問題，書裡蘊藏著滿滿的知識，而且都有告訴大家「回家該怎麼做」。

在現在的健保環境下，看診能好好介紹疾病、衛教居家動作的時間，實在是太倉促了！所以這本書，等於是造福了所有復健科的患者，幾乎大家都可以從這本書中，找到自己病症的介紹、回家該做的動作，甚至該注意的事項。

我看過內容，比起粉專的衛教圖文，書中的衛教圖更加清楚、完整，說明也更加詳盡，就我所知，所有的圖片全部整理、重製過，真的跟我認識的李醫師一模一樣──非常用心。

另外，我還很喜歡最後探討復健領域常見的迷思與 Q&A 的部分。因為我看診時，就經常被患者問到這本書提到的問題，甚至還有許多根本就是網路上的錯誤資訊，有這本書之後，我也會更加推薦大家看看這本書的部分，了解一下真正的醫學實證是怎樣，才不會被錯誤的資訊帶著走。

總之，我會推薦這本書，絕對不是單純因為與李醫師的多年友誼，而是這本書真的值得一看再看，李醫師多年來在粉專累積的衛教精華，都集中在這本書裡面了，想多了解復健醫學知識、改善身體痠痛的朋友，千萬別錯過了！

醫師自畫衛教動漫，令人重拾健康、活力和自信

—————————— 蔡明劼（內科醫師、瘦身專家）

　　醫師在寫文章做衛教的時候，文字的表達時常會有侷限，如果能夠配上相對應的圖片，一定可以大幅提升讀者的理解。這是我想做卻做不到的事情，但李炎諭醫師可以輕鬆做到。

　　我跟李醫師是在網路上認識的。剛開始看到他的臉書粉絲專頁，一方面認同這些衛教知識觀念正確，許多論點不是用憑空想像或是個人看法，而是有明確參考相關研究文獻。另一方面也覺得圖片非常有梗，尤其是會模仿動漫角色，時而毒舌、時而帶點無俚頭，但是總能切合主題。

　　李醫師的衛教文章，常以案例分享的方式敘述，相當能夠打入人心，讓生硬的衛教資訊也能變得生活化，讓大家更願意多了解復健以及運動的相關知識。我們的理念都是「有一分證據，說一分話」。網路上有些人號稱專家，打著醫療專業之名，行商業牟利之實，甚至不惜「曲解」、「超譯」目前的醫學文獻。而李醫師總能堅持站在客觀學術的角度、

秉持醫學實證的精神做衛教，我認為是相當不容易的。

現在，李醫師整理了過去幾年在粉絲專頁上的圖文衛教，並增補許多的內容，完成了他的這第一本書。我非常替他開心，也很榮幸能夠寫推薦序。這本書一共分享了多達54個復健科常見的疾患，從上肢問題，像是媽媽手、網球肘等；到脊椎問題，像是常見的椎間盤突出、駝背、閃到腰等；以及下肢問題，包括膝蓋退化性關節炎、腳踝扭傷等，都有詳盡的介紹。

衛教的部分更是圖文並茂，充分站在讀者的立場，告訴你遇到這個疾患時，具體可以做什麼伸展、用什麼護具，然後下次該怎麼做，比如做哪些運動、減重等，才能夠避免再次受傷。這其實就是「知行合一」的精神，也跟我創立線上瘦身班的初衷一致，大家都知道減重要靠飲食控制以及運動，但問題是如何具體執行、如何長期且舒服的維持下去，都需要我給予系統性的指導。

這本書的 Part 4 是「常見的復健迷思 Q&A」單元，這個部分我覺得非常有趣。因為我自己就很愛用犀利的口吻破解各種沒有根據、會誤導民眾的錯誤資訊，我甚至還被粉絲冠上「硫酸天王」的封號。沒想到復健科的領域也有這麼多迷思！不過，李醫師實在是太溫柔含蓄了，他總是客客氣氣地告訴大家正確觀念，不夠硫酸。據說書裡面有一張圖暗示畫的是我，這我可不會承認，畢竟我本人比圖片帥多了！哈哈！

最後，我誠摯推薦本書，我相信每一位讀者都能夠從中獲益，重拾健康、活力和自信，迎向更好的生活！

醫師自畫衛教動漫，令人重拾健康、活力和自信

短文推薦

（依照姓名筆畫排序）

　　李炎諭醫師所著本書是一本淺顯易懂的的復健書，書中一共介紹 54 個常見復健疾患與 11 個常見復健迷思，而最讓我印象深刻的是，書中還有李炎諭醫師精心親手繪製的衛教圖片，讓每位讀者能進一步了解相關的病症，並藉由深入淺出的圖文並茂方式，讓大家更能輕鬆學會自我療癒、居家復健的有效方法。我誠摯推薦這本書，相信它將成為您復健路上的良師益友，為您帶來健康和希望！

――― 黃郁琦（高雄長庚紀念醫院復健科 副教授）

　　李炎諭醫師著作本書是一本實用且易懂的醫療保健書籍。圖解內容由淺至深讓讀者一目了然各種肌肉骨骼問題，也快速告訴讀者如何緩解常見的不適，是家庭與職場必備良書，值得細細閱讀與收藏！

――― 楊鎮誠（小港醫院職業病科 主任）

　　早期中醫因為師徒制，許多傳統的理筋、正骨的手法日益失傳，所幸隨著影像科技與外科復健醫學的進展，還有年輕醫師的辛勤學習，補足了我們在這部分的不足。

李炎諭醫師具有中西醫雙主修的背景，不但專精於西醫肌肉骨骼、神經超音波檢查、腦中風及腦脊椎外傷復健，也熟知中醫在情緒、飲食不節和生活作息不良等「內損」問題上對患者在臟腑、經絡、氣血功能的影響。

　　現代人因諸多壓力產生對身心健康的影響較古人尤甚，「外傷」和「內損」已成常態，所以衍生的筋骨勞損的問題也層出不窮。如果能透過淺顯易懂的文字與圖解，讓民眾認識到常見的復健疾患和迷思，相信能照顧到自己與周遭親友，共同獲得更美好舒適的生活品質。

　　很高興能拜讀李炎諭醫師所著本書，無論是需要復健還是保健，透過認知自己的身體，已病早治，不使疾病轉變惡化。在此由衷推薦！

—————————— 蔡明諺（高雄長庚紀念醫院中醫部 部主任）

　　本書是李炎諭醫師的精心之作，擁有中西醫雙執照的他展現了非凡的才華。這本書包括了從頭到腳共計 54 種復健疾患的介紹，最令人讚嘆的是李醫師親自用心繪製的卡通化全圖解，透過這些圖解，讀者能夠清晰地掌握重要的復健知識和技巧，提供了極具實用性的視覺指引。這不僅讓讀者能夠認識疾病，還能夠學習到在家進行復健的方法。我誠摯地推薦這本書給所有需要復健或日常保健的人，因為它絕對能成為您健康的最佳幫手。

—————————— 潘柏霖（高雄長庚紀念醫院家醫科 部主任）

強力推薦

（依照姓名筆畫排序）

王柏堯（台北榮民總醫院復健醫學部職能治療師）

王金洲（高雄長庚紀念醫院職業醫學科主任）

王琳毅（高雄長庚紀念醫院復健科醫師）

張瑞昆（高雄長庚紀念醫院復健職能治療組長）

畢國偉（高雄長庚紀念醫院中醫部骨傷科主治醫師）

蔡昌學（蔡昌學復健科診所院長）

竇文宏（行動居家物理治療所執行長）

一本醫病相長的
最佳祛痠解痛指引手冊

開設粉專，衛教愈來愈專業

說到出這本書的緣由，要從 2019 年的秋天開始，那時候我還在高雄長庚醫院服務，甫加入陳乃菁醫師領導的失智症長照團隊。那時被問到「有沒有興趣開個粉絲專頁？跟大家聊聊失智症與復健。」於是，「李炎諭醫師的復健聊天室」粉專開張了，誠如「聊天室」一開始的含意，原本是希望跟大家聊聊天，分享臨床照護的心得，但幾個月做下來，我開始發現：「單純聊天」是不夠的。

為什麼呢？因為復健科很多的知識，包括運動、伸展、按摩、解剖說明等，用文字是難以傳達的，詳細的敘述不如圖片來的簡單易懂，那要如何生出圖片呢？網路上抓免費圖片或購買授權圖片固然可行，但仍無法百分之百符合我的需求，那該怎麼辦呢？

「那……就自己畫吧！」

插圖也自己來，衛教易懂易做

感謝父母的栽培，我從小受過西畫與國畫的正式訓練，加上對於日本動漫的愛好（JOJO 的奇妙冒險、進擊的巨人、新世紀福音戰士……等等），讓我不但不會害怕畫圖，反而覺得畫插圖是一件快樂，且鼓舞人心的事情，等到發現許多朋友喜歡我畫的圖時，那種喜悅又昇華到另一個層次，把我經營粉專的動機推得更高了。

不得不提的是，我很喜歡的一個粉絲專頁「營養麵包」，用簡單但鮮明的筆觸帶出衛教主題，給了我很大的啟發。而看診時，我更是直接用我的圖文來做衛教，如此反覆的琢磨，讓我能夠進一步提升內容的層次，讓大家能夠了解衛教、記得衛教，對復健醫學不再陌生。

粉專慢慢地轉為圖文衛教與動漫梗圖的奇妙交集時，隨著我家大寶、二寶的誕生，也慢

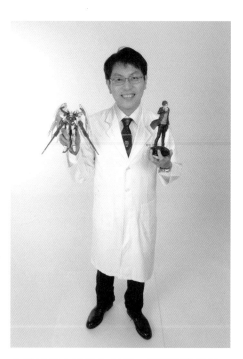

▲對於日本動漫的愛好，讓我喜歡畫圖，在粉專發表的衛教圖畫獲得許多朋友喜歡，把我經營粉專的動機推得更高了，甚至有機會出書，實在始料未及。

慢加入了一些親子生活與閒聊的內容，至今粉專經營了四年多，這段期間，我也離開高雄長庚醫院，來到基層診所服務，但粉專的內容有增無減。也逐漸的讓愈來愈多人看到，累積下來的衛教文章，亦非常可觀。

出書讓復健保養 DIY 更容易上手

突然機會到來：「李醫師，有考慮出書嗎？」我被問到時還覺得有點詫異，甚至有點受寵若驚，其實我從未想過在醫師的生涯中有「出書」的念頭，一直覺得出書應該是「名醫」、「教授」才能做的事情；而我也希望我的衛教內容能被更多人看見，也能夠更好的被保存，網路儘管像是取之不盡、用之不竭的寶庫，但資訊的流通，太快了，我們不只記不得上周看過的網路文章，恐怕連三小時前手機滑到了什麼都不知道。

但是書不會，書會像是一個清晰的腳印，是一個原本我沒想過能達到的里程碑，更是我未來的名片，因此被問到是否要出書時，我的答案當然是：」Yes, I do!」，我對這本書是有一些願景的，絕對不是照搬粉絲團的圖文而已，畢竟兩個平台有著截然不同的特性。

在這本復健衛教書裡，我會以醫學實證為本，介紹常見的復健疾患，包括上肢、中軸、下肢的多種疾患，以及分享許多復健迷思，一些在網路圖文中無法完整呈現的內容，都會完整收錄之外，所有的圖片都經過重製與美化，文章也有調整與潤色，案例也會貼近生活，包含台語文溝通的親切，

希望藉這本書,把在診間裡說不清楚,記不起來的衛教資訊補齊,更期待大家讀這本書時,不只學習到知識,更能讀的輕鬆自在。

大家支持,成就這本祛痠解痛指引手冊

最後能出這本書,首先要感謝我的家人,特別是我太太,在一路上,不管是家庭、工作轉換、新媒體經營各方面,都給予我非常大的支持;也要感謝城邦原水文化的總編輯和出版團隊一路的引領、指教與鼓勵;感謝許多前輩與夥伴們給我很大的支持,能在長庚、人一、職醫領域與你們相遇,是美妙的緣分;也要感謝「李炎諭醫師的復健聊天室」粉專的追蹤者們以及許多網路社群 KOL 們的支持與提攜,我很

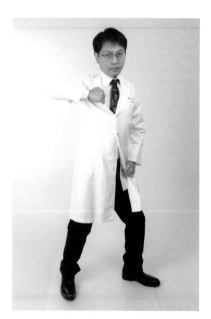

清楚,是因為大家一路的支持與分享,才會有這本書的產出。

希望大家喜歡這本書,如果喜歡的話,也歡迎推薦給身邊的人,將會是對我最大的鼓勵,也希望這本書有機會能對肌肉、骨頭、關節、神經疼痛困擾的朋友有所幫助。期待未來在不同的平台,都能持續帶給大家有梗、有趣的衛教資訊哦!

先診斷再保養，
就是最好的復健 DIY

　　本書內容非常豐富，不只會介紹許多常見的復健疾患，還為了方便大家查找，我會將疾患依照身體部位分為上肢、中軸、下肢部分，分別介紹，最後也分享在診間常見的問答與復健迷思：

上肢部分

　　包含肩膀、手肘、手腕與手指的各種相關疾患，像是如果想要了解常見的媽媽手，便可以在這個章節中找到衛教資訊。

中軸（脊椎）部分

　　包含頸椎、胸椎、腰薦椎與尾椎的各種相關疾患，例如醫師安排 X 光發現了腰椎滑脫，您便可以在此找到相關保健資訊。

下肢部分

　　包含髖關節、膝關節、踝關節到足部的各種相關疾患，像是膝關節退化的簡介，就可以在這個章節中找到。

診間常見的問答與復健迷思

例如我們想要增加肌肉，是不是該去買蛋白粉來吃呢？真的有用嗎？

另外，本書還有以下 5 大特點，分別說明，請大家仔細閱讀後，先確定診斷後，再按照自己的需求找到自己的問題進行自我保養即可，簡單又方便。

特點 1　正確診斷，自我保養才安心

這本書在使用上有個注意事項，就是要先「接受正確診斷」。

舉個例子來說：我們可能左邊肩膀痛了一個禮拜，想了解自己是什麼病因所導致，這時候翻查這本書，是沒有辦法得到答案的！還是得去看醫師，經過問診、理學檢查評估，甚至進一步接受神經傳導檢查、超音波、X 光、磁振造影（MRI）等等儀器檢查，進行正確診斷才行。

比如說，醫師進行診斷後告訴你是「五十肩」，那我們就可以翻閱「五十肩」的章節，了解五十肩的症狀、診斷、治療，以及在家可以做什麼運動及復健方式，甚至還有哪些治療選項。

我會建議大家不舒服直接去看醫師，主要還是因為診斷是相當不容易的，大家如果有相關就醫經驗就會知道，一個「肩膀痛」，可能看了不同的醫師，還會有完全不同的說法，

而診斷往往會直接影響到治療，不正確的診斷可能會導致錯誤的治療，甚至使症狀更加惡化。

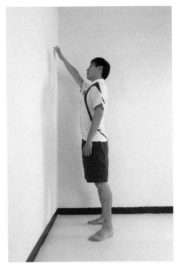

舉例來說：臨床上，我就遇過許多「肩夾擠」的個案誤以為自己是「五十肩」，一直忍耐著劇痛，做著「五十肩」患者常做的「爬樓梯運動」，愈做愈痛的時候，還以為自己是做得不夠，這樣就太悲慘了！因此最重要的，還是要接受正確地診斷，才能接受到正確地治療，才不會延誤病情。

▲「爬樓梯運動」非常好，但是必須正確診斷，做對才有效，否則就是愈做愈痛！

特點 2 理論清楚，說明清晰

本書涵蓋的知識都是以相關醫學的治療指引、教科書的資料為主，另外增補一些近年論文期刊的最新觀點，以及一點點個人經驗，統整歸納而成。

治療指引與教科書的資料儘管無法收入一年內的最新研究，也相對比較保守，但基本上，是一群專業學者的心血結晶，也是在參考大量與長期的研究文獻後得到的共識，因此最後反而容易有「平實但無聊」的結論，卻是有用的。

舉例來說，針對膝蓋退化性關節炎，多國治療指引建議

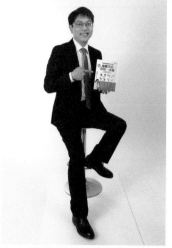

▲本書是以相關醫學的治療指引、教科書的資料為主，另外增補近年論文期刊的最新觀點，以及個人經驗，統整歸納而成。

最重要的治療是「運動、體重管理與衛教」，而不是「德國科學家研究發現攝取『這個關鍵營養品』可以改善膝蓋退化」這類聳動的結論，與我多年來在臨床上觀察到的結果雷同；因為，優質且可推己及人的治療，常常都是「平實、無聊但不用花大錢」的。

特點3 誰都能找到匹配的案例和解方

在介紹每個不同的病症或疾患時，我會先從診間的情境出發，分享一個虛構但仿真的案例，接著會透過這個案例介紹該病症的特點：

首先，會先做個簡介，譬如是不是常見的問題呢？男生或是女生比較容易得到？或是有肥胖、年紀等風險因子更容易得到這個問題嗎？像是退化性關節炎就常發生於老年人

接著，會介紹這個疾患的症狀有哪些，像是腕隧道症候群的典型症狀，就是手部第一到第四指麻痛，更惡化一點會有肌肉萎縮的情形，諸如此類。

第三步則是檢查與診斷。說明從醫療專業的觀點，會

如何評估、檢查以及診斷，甚至是排除其他可能性。舉例來說，肩旋轉肌袖疾患，我們會安排軟組織超音波檢查。

最後就是說明治療的部分。我會從本身復健科、職業醫學科的觀點出發，從預防到治療做詳細的介紹，以一般治療指引為基本，從非侵入性的復健治療、藥物治療、運動治療到徒手治療，一路介紹到侵入性的注射治療，以及手術治療。

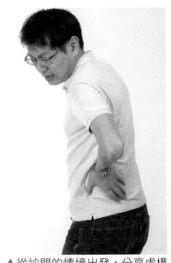

▲從診間的情境出發，分享虛構但仿真的案例，介紹該病症的特點，每位讀者都可以找到匹配的案例和解方。

特點 4　各種叮嚀，讓 DIY 保養輕鬆做

本書最大的特點，就是有詳細圖解說明居家保養、伸展拉筋以及運動怎麼做。舉例來說，「手部退化性關節炎」的章節，我們會常常叮嚀要做好「減法生活」，減少不必要的耗損，平常也可以多多伸展放鬆手部筋膜；相反地，「膝蓋退化性關節炎」的章節，我們會鼓勵大家在可以承受的範圍從事低衝擊性的運動，保持身體的活動度，增強肌力，也可以穿戴護膝，減少運動時的不適。

另外，各種不同的拉筋跟運動也會有詳細的說明，從動作、強度、頻率、次數都會有詳盡的解說，避免大家因為運動不慎反而變成運動傷害，那就得不償失了。

特點 5 有問題，還是要找醫療人員

本書所提供的醫學知識與保養方法，儘管是包括了醫學實證與我自己行醫的經驗，但還是要注意幾個地方，

首先，醫學是博大精深的，人類身體構造也極其複雜，即使是同樣的診斷，治療的方式也可能不同，例如說五十肩的徒手治療方法、注射方法就有多種不同的分別；而即使是同樣的治療方式，一樣的施作，也可能因為每個人的體質不同、身體受損的程度不一，或是有其他共病，而得到截然不同的結果。

舉例來說，社群網站短影片常常標榜「這一招改善你的

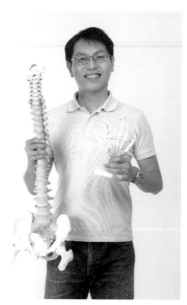

▲ 本書的衛教內容，無法取代臨床上的評估、衛教和相關治療方式。

XX 痛」，有的人看到不少人做了有效，同樣診斷下，跟著做的結果卻是愈做愈痛；又如近年常用於肌肉骨骼疾患的「震波治療」，用在很多網球肘個案上，有很好的效果，但某些個案卻是完全無效，甚至是愈打愈痛。因此，本書的衛教內容，無法取代臨床上的評估、衛教，這點要特別強調。

當然，健保環境下，大家看診、復健的時間相對短

促，這本書的衛教內容可以補足一些醫學知識的鴻溝，但請大家別忘記，親自診療您的醫療人員才是對您的狀況最了解的人，所以個人的醫療問題，還是以醫療人員的建議為準。舉例來說，書中提到腰椎滑脫可以做核心運動，但物理治療師帶的運動跟書中的運動不同，該怎麼辦？當然是以物理治療師親自指導的為準囉！

另一個問題是，照著書上的動作去做，沒有改善或是反而加重症狀，該怎麼辦？還是回到前面提過的，本書的內容無法取代醫療專業的診斷與親身衛教，還是要趕快尋求專業協助為宜喔！

總而言之，這本書提供提供豐富的復健醫療資訊，除了單純的知識，也提供許多在家自我復健、療癒的方法，平常也可以做為增廣醫療知識的科普書之用，但無法取代醫療專業的診斷、評估。最後，只要把握以上所提 5 大特點，相信這本書就能成為您的復健指南，引導您走上健康、遠離病痛的生活道路。

【醫師親繪圖解&示範】

身體消痛
復健一本通

Part 1

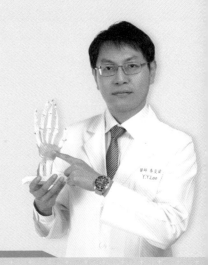

【上肢】
手、肘、腕、肩

拇指掌腕關節退化
鑰匙開門、滑手機會痛

這天來了一個患者，是在市場做生意的阿姨：「醫師我的手好痛，手肘、手腕，特別是這個點最痛」接下來她指了一下手腕靠近大拇指根部的地方。

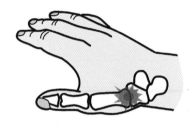

我評估診斷後回答她：「嗯嗯！這個看起來是拇指掌腕關節發炎了，從超音波看起來還有一點骨刺，算是退化跟關節發炎了！」

這位阿姨好像被雷打到一樣：「什麼！手也會長骨刺喔！這樣該怎麼辦？」

我安慰她說：「別擔心啦！人活得夠久都會長骨刺的！我先幫您安排儀器治療，教幾個簡單的運動，如果還是會痛可以穿個護具，不然就可能要做增生療法了！」

認識拇指掌腕關節退化

拇指掌腕關節退化相當常見,人一生有 10% 的機會得到,因為這個關節的使用率奇高無比,從扭轉鑰匙、開門把、開寶特瓶、滑手機等各種生活大小事都會用到它,所以造成發炎磨損也就不足為奇了,以下跟讀者介紹這個常見困擾與保養改善方法,如果保守治療無效,甚至還要考慮手術。

症狀與診斷

拇指掌腕關節因為過度使用或是隨年紀而退化,造成關節發炎、紅腫熱痛,活動不順。一般臨床診斷即可,可安排 X 光與超音波瞭解退化情形或確認有無風濕性關節炎、骨質疏鬆症、糖尿病、肥胖、手部腱鞘炎等相關共病。

治療與用藥

相關治療包含休息、護具(固定以減少活動)、藥物(增生療法注射、類固醇)、儀器治療(紅外線、蠟療、超音波、電療等)、以下所提的 DIY 保養方,一般保守治療即可改善或緩解症狀,但較嚴重時須依狀況進行拇指基節關節融合手術、拇指基節關節置換手術、軟組織重建手術或骨移植手術等手術治療。

DIY 保養方

■保養方 1　對指關節活動 ·

1. 拇指打開，依序跟食指、中指、無名指、小指對指，各
   輕壓 3 秒，這樣為一次。

2. 重複 10 次。每天在可以承受範圍內，多做幾次效果就
   會顯現。

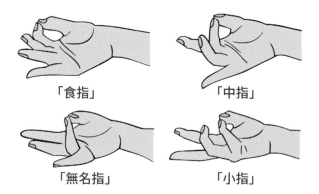

「食指」　　　　　　　　「中指」

「無名指」　　　　　　　「小指」

■保養方 2　圈指拉筋 ·

1. 兩手都呈「OK」狀，互相
   拉伸，維持 10 秒，這樣為
   一次。

2. 重複 3 次。每天在可以承受
   範圍內，多做幾次效果就會
   顯現。

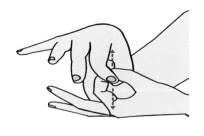

手部退化性關節炎
會好卻無法斷根

　　有個大嬸來就診，跟我說手很痛，痛到肩頸，我稍微評估了一下：「嗯嗯，過年打掃很忙對吧？」

　　大嬸：「醫師你怎麼知道？」

　　我：「哎呀呀，我們復健科到過年前都是這樣啊，擠滿了來自四面八方的『跪婦』們，你這個就常見的網球肘、媽媽手、肌筋膜炎啦！」

　　這時大嬸突然想到：「醫師我剛忘了說，我的手指好痛好痛，而且還有點變形，是不是風濕病啊？」

　　我看了一下，順便查過去的抽血與影像紀錄：「看起來應該不是，這應該是典型的退化性關節炎。」

　　大嬸：「手也會退化喔？那該怎麼辦啊！」

　　我只好告訴她殘酷的真相：「這個問題要控制不難，但是會好也袂斷根（無法根治），你就好好當貴婦，常做伸展與復健保養就是了。」

　　手部退化性關節炎臨床上蠻常見的，用指套、消炎藥

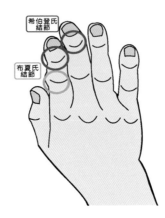

物加上保守物理治療控制有一定效果，但是真的是典型「會好袂斷根」（能改善卻無法根治）的問題，做家事、開罐子、做菜、扭抹布可是會痛死人的，我也只能提醒大家「減法生活」的重要性了。

認識手部退化性關節炎

手部退化性關節炎在 60 ～ 70% 的高齡者會出現，主要是由於手指關節軟骨因使用而導致慢性磨損與軟骨退化，甚至發炎，造成紅腫熱痛。在近端指關節疼痛變形稱為布夏氏結節，在遠端指關節疼痛變形稱為希伯登氏結節。另外也經常發生於大拇指的掌指關節。

症狀與診斷

診斷通常可由臨床確認，或者進行 X 光檢查與血液抽驗以排除風濕性疾患。

治療與藥物

　　目前缺乏能夠根治的治療方法，除了休息或調整生活方式，保守治療包括蠟療、熱敷、紅外線治療等儀器治療、消炎止痛藥物、穿戴指套。若反應不佳，可考慮增生治療。

DIY 保養方

■ 保養方 1　手指伸展 ·

1. 以不會痛的手（本圖下方）將患部的手掌向外伸張，維持 15 秒，這樣算一次，做 3 次。

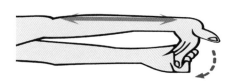

2. 再以不會痛的手（本圖下方）將患部的手掌各向內伸張，維持 15 秒，這樣算一次，做 3 次。

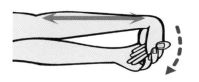

■ 保養方 2　穿戴指套 ·

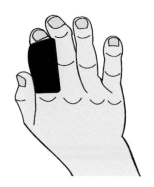

媽媽手
不是只有媽媽會得

醫師示範保養 DIY 影片

　　一個新手媽媽帶著嬰兒來就診：「李醫師，這個是媽媽手嗎？」她指著她已經稍微腫脹的橈側肌腱，光用看的就讓人覺得非常疼痛。

　　評估過後，我診斷說：「這個是典型的媽媽手，我先教你把大拇指向食指併起來（手刀），可以暫時緩解疼痛」

　　新手媽媽：「真的耶！我做過好多治療，但症狀都無法緩解，頂多好一下下而已，這樣是不是要打針才會好啊？」

　　我回她說：「超音波導引注射確實能比較快緩解症狀，但是媽媽手大多是反覆過度使用手腕所導致，還是要調整生活上、工作上的習慣，才會比較根治喔！」

認識媽媽手

　　媽媽手不只是許多新手媽媽的困擾，生活與工作常用到手腕的朋友，或多或少都會有中獎的機會，來跟大家介紹一下。

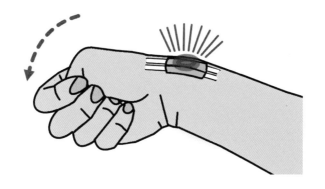

　　媽媽手，正式名稱為**「外展拇長肌與伸拇短肌的狹窄性腱鞘炎」**。造成的原因是，手腕或手指抓握與扭轉的不良姿勢彎曲或重複次數太多，導致反覆發炎，甚至經常併發腕隧道症候群、網球肘、板機指等其他手部問題；偶爾還伴隨出現局部水腫、肌腱撕裂傷、鈣化等問題。

症狀與診斷

　　一般都是大拇指側的手腕疼痛稱之。

　　主要是握東西、擰毛巾或提重物時會誘發疼痛，嚴重時甚至手腕部會完全痠痛無力。

　　臨床診斷主要可以用所謂的「Eichhoff's Test」（艾希霍夫測試），也就是手指包住大拇指，手腕向尺側彎曲，若橈側手腕疼痛則為陽性；此外，也可以安排超音波檢查進行檢測。

治療與用藥

急性發作可使用護腕、伸展，或使用伸展儀器治療（電療、超音波、紅外線等）、消炎藥物、超音波導引注射或震波等治療。

用藥部分則取決於病情的嚴重程度和個人的醫療需求，可以使用非類固醇抗發炎藥（NSAIDs）、類固醇注射、肌肉注射、局部止痛藥膏或凝膠等幾種不同的選擇。

DIY 保養方

首重調整生活或職業病因，減少提物、扭轉、改善不良姿勢，例如用洗衣機取代手洗衣服等（減法生活）。還可以 DIY 以下保養方。

■ 保養方 1　**對指關節活動** ·

1. 拇指打開，依序跟食指、中指、無名指、小指對指，各輕壓 3 秒，這樣為一次。重複 10 次為一輪。

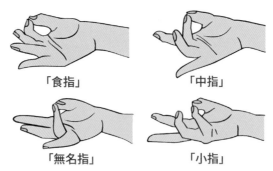

「食指」　　　　　　　「中指」

「無名指」　　　　　　「小指」

2. 每天在可以承受範圍內，多做幾次效果就會顯現。

■保養方 2　橡皮筋開合

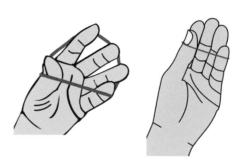

1. 使用橡皮筋，緩緩打開，緩緩收合這樣算一次，做 15 次為一輪。

2. 在可以承受範圍內，每天多做幾輪，效果自然顯現。

■保養方 3　手指伸展

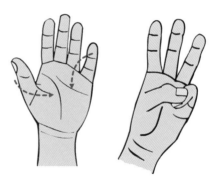

1. 左右手指分別伸展，維持 15 秒這樣算一次，做 3 次算一輪。

2. 在可以承受範圍內，每天多做幾輪，效果自然顯現。

■保養方 4　手指伸展

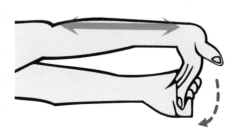

1. 以不會痛的手（本圖下方）將患部的手掌各向外伸張，到緊繃處停住，維持 15 秒，這樣算一次，做 3 次。

2. 再以不會痛的手（本圖下方）將患部的手掌各向內伸張，到緊繃處停住，維持 15 秒，這樣算一次，做 3 次。

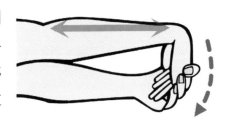

■保養方 5　減法生活 ....

1. 適當休息，並進行減法生活，如使用掃地機器人、洗衣機，減少不必要的手腕活動。同時，還可以選用適當護腕，利用側邊的邊條就能夠限制大拇指活動，減少發炎的機會。

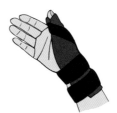

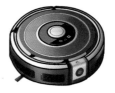

李醫師復健保養小教室

為什麼擰毛巾手會痛？ 該怎麼改善？

這是因為重複多次用力扭轉毛巾，容易造成手腕、手指的肌腱發炎，導致手肘或手腕疼痛。

只要多準備幾條毛巾，隨時有乾毛巾，稍微擰乾自然風乾即可。

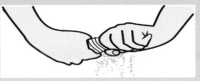

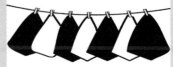

手機指
滑手機後遺症

　　手機指有的人是大拇指痛，有的人是食指痛，更有人是小指、無名指這種撐手機的痛，我換了手機後也是受害者，於是我就替自己也看了一次診。

　　我：「請問哪邊不舒服呢？」

　　自己：「右手大拇指的掌指關節疼痛斷斷續續已經兩個禮拜了，特別是在滑手機時更疼。」

　　我：「做什麼工作的？」

　　自己：「我是復健科醫師，平常長時間用電腦跟滑鼠，偶爾幫患者打針。」

　　我：「兩個禮拜前生活有什麼改變嗎？」

　　自己：「我從比較小台的 IPhone SE2 換成大台的 IPhone14。」

　　我：「那這個應該是手機指啦！算是拇指肌腱、關節疼痛的綜合症，嚴重的還會引起板機指、腕隧道症候群呢！」

　　自己：「那我還能滑手機嗎？」

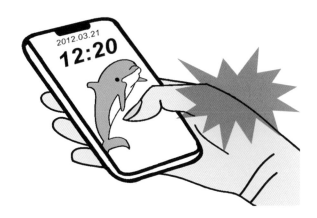

我：「我看你是戒不掉的，何況你不是還有左手嗎？要根本性解決可能要改用比較小的手機或是多休息了，如果開始不舒服可以做一些按摩放鬆看看囉！」

認識手機指

手機指（smartphone thumb，**又稱手機拇指**），是一種由於長時間使用智慧型手機而引起的手指和手腕疾患，主要包括肌腱、關節、肌肉和神經的發炎和疼痛，與媽媽手、掌腕關節炎、腕隧道症候群密切相關。

症狀與診斷

常見症狀包括滑手機時大拇指關節疼痛，以及食指、小指、無名指關節的疼痛，而不使用手機時則不會感到疼痛。一般可以透過臨床病史詢問和理學檢查來進行診斷，有必要時可以進一步安排超音波和 X 光檢查。

治療與用藥

　　治療方法包括休息、使用手機或平板支架、口服消炎藥物、儀器治療、徒手治療、注射治療、震波治療、針灸等。

DIY 保養方

■ 保養方 1　　**手指伸展** ·

1. 以不會痛的手（本圖下方）將患部的手掌向外伸張，維持 15 秒，這樣算一次，做 3 次。

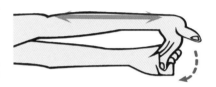

2. 再以不會痛的手（本圖下方）將患部的手掌大姆指向上伸張 90 度，維持 15 秒，這樣算一次，做 3 次。

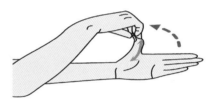

■ 保養方 2　　**休息或改用較小手機** ·

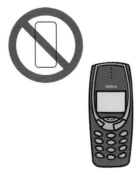

【上肢】手、肘、腕、肩

■ 保養方 3　**使用手機支架** ·

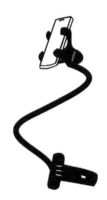

■ 保養方 4　**按摩放鬆** ·

1. 使用手指或按摩球來重複按摩，放鬆前臂屈肌。

2. 來回 30 次，這樣為一輪，早晚各做一輪。

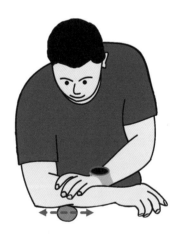

手指挫傷（吃蘿蔔乾）
還想繼續打球！

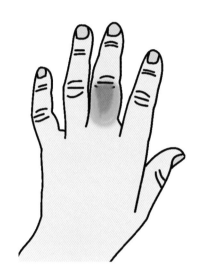

　　診間走進來一個魁梧的帥哥：「李醫師，我剛剛去打球，然後手頂到球……」

　　「讓我看看！」看到他的手，我不假思索地說：「吃蘿蔔了對吧？我猜是抄球手指戳到嗎？」

　　帥哥：「沒錯，被你猜到了，醫師有在打球嗎？」

　　「有啊，吃蘿蔔還真是痛啊，不過即使痛了還是好想打球啊」

　　帥哥（大笑）：「我看醫師你是很懂喔！我吃蘿蔔後

還打了一小時，還好沒再折到！」

「你運氣算好，韌帶只有扭到而已，應該不用休兵太久，先做個貼紮跟復健吧！」

認識手指挫傷（吃蘿蔔乾）

手指挫傷（吃蘿蔔乾，在英文中稱為「Jammed finger」）是籃球、排球、街舞等運動中常見的急性外傷，最常造成手指的近端指間關節（PIP）和遠端指間關節（DIP）的疼痛和腫脹。較輕微的挫傷可能會傷及內外側副韌帶，而嚴重的情況則可能導致韌帶撕裂傷，或傷及肌腱、關節、滑車，甚至引發骨折。

因此，儘管打球很有趣，我還是建議一旦受傷，千萬不要勉強繼續打球，趕快就醫檢查，以預防二次傷害哦！

症狀與診斷

症狀包括手指腫脹、疼痛、發紅和瘀青，彎曲或伸直手指時會引發疼痛，有時還會感到關節卡卡。

診斷方法包括病史詢問、理學檢查、超音波和 X 光檢查。

治療與用藥

治療方法包括休息、支架固定、貼紮、消炎藥物、冰敷、雷射治療、注射、關節活動（在急性期間避免搓揉）、徒手治療，甚至可能需要手術治療。

⁄DIY 保養方

■ 保養方 1 　**貼紮** ·

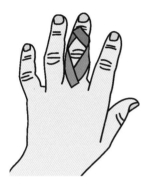

■ 保養方 2 　**支架固定** ·

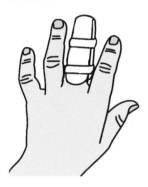

■ 保養方 3 　**使用消炎藥物** ·

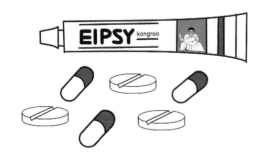

手指挫傷（吃蘿蔔乾）

扳機指
痛徹心扉

醫師示範保養 DIY 影片

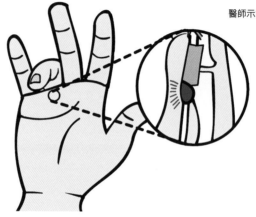

　　這天來了一個大哥，一走進診間就豪氣地伸出手：「醫師，我這個是扳機指，早上起來痛得半死，我要打針！」

　　被霸氣大哥震懾的我這樣回他：「大哥我先幫你評估看看，如果比較輕微的可以先吃藥、復健看看，不一定要打針喔！」

　　大哥：「不用，我很忙沒時間復健，我朋友說你有在打，就幫我打針吧！」

　　我還是苦口婆心的說：「大哥我提醒你，扳機指跟生

活與工作中手指過度使用有關，即使打針好了，還是要減少工作量（或改用替代機具），還有每天要做伸展保養，才不會經常復發。」

認識扳機指

扳機指一直都是求診常見的困擾，好發於中年女性。經職業醫學科醫師判定通過，也可以算是職災（職業病）的一種病症，多半跟手指過度使用，如彎曲、負重、用力有關，即便醫學實證顯示震波、打針與開刀都有效，還是建議要改善生活中的人為因素可能造成的危害，才不會三不五時就讓手指疼痛卡住喔！

扳機指是手指的屈指肌腱過度反覆使用或用力抓握，例如做家事、擰毛巾、鎖螺絲、做木工等，引起腱鞘發炎，形成滑車（pulley）部位的水腫，手指彎曲後肌腱卡住而手指伸不直。

症狀與診斷

一般臨床診斷即可，可輔以超音波評估是否存在水腫或發炎現象。根據症狀的程度分級如下：

症狀等級	實際症狀
等級 I	有輕微不適感。
等級 II	會感到卡卡的，但可以自行伸直。
等級 III	需要被動扳開才能伸直。
等級 IV	完全卡住，無法伸直。

治療與用藥

分為非侵入性治療，以及侵入性治療兩大類方式。

■ 非侵入性治療

包括休息、減少抓握或捏拿、藥物治療、震波治療以及儀器治療（例如蠟療、紅外線、超音波等）。這些治療方式有助於減輕疼痛和症狀，並促進康復。

■ 侵入性治療

這些治療方式包括超音波導引注射、中醫小針刀或針灸、門診微創手術以及傳統手術等。侵入性治療通常在非侵入性治療無效時考慮，可提供更直接的幫助，但也帶有相應的風險和恢復期。

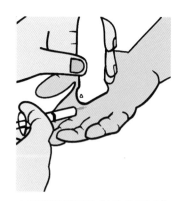

▲超音波導引注射是常見而有效的侵入性治療。

DIY 保養方

■保養方 1　手指伸展 ·

以不會痛的手（本圖下方）將患部的手掌各向外伸張，
到緊繃處停住，維持 15 秒，這樣算一次，做 3 次。

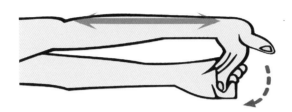

■保養方 2　按摩滑車 ·

輕輕按摩腫脹的滑車部位，
邊按摩邊屈曲手指關節，重複
20～30 下。如引發劇痛請停止。

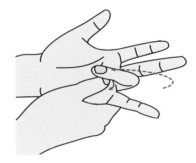

■保養方 3　穿著手指支架

穿著手指支架，多休息，並
減少手指屈曲。

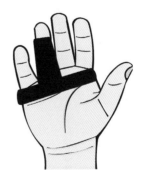

奇妙的
5 種手指疾患

　　門診來了一個食指腫腫的患者：「李醫師，我上禮拜手指去開刀，開完要來復健一下。」

　　我：「咦，這個原本應該是天鵝頸病變吧？那之前有戴過 8 字形副木嗎？」

　　患者：「有是有，毋過掛袂牢（但是掛不牢），後來直接去開刀了。」

　　這位患者讓我想起多年前準備專科考試時，被許多奇妙的手指問題搞得焦頭爛額。其實骨科、風濕科會診時都會看到，但整體來說印象並不深刻，後來決定把手指的疾患，重點整理在同一張表格上，用「比較」的方式更容易記憶。

　　這次分享槌狀指、球衣手指、天鵝頸病變、鈕扣指，以及獵場看守者手指等 5 種神奇的手指疾患。其中「獵場看守者手指」緣由蠻可怕的，是因為以前打獵打到兔子，要把兔子掐死常常弄傷拇指的尺側副韌帶，總之現在叫「滑雪者手指」比較沒那麼可怕。

✎ 槌狀指

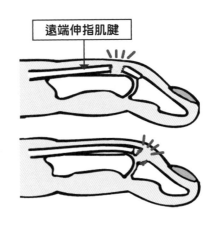

遠端伸指肌腱

槌狀指（mallet finger），
是因為急性外傷或是慢性勞
損，導致遠端伸指肌腱斷裂
或肌腱連著遠端指骨骨折。
外觀上像「鐵槌」因此得名。
一般臨床診斷結合影像學可
確認嚴重度。

治療上，比較輕微的個案建議穿著支架 6 ～ 8 周，如
果開放性骨折、不穩定骨
折，骨折範圍大、影響關節
或有併發症則建議手術。

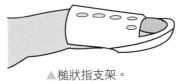

▲槌狀指支架。

✎ 天鵝頸病變

天鵝頸病變（swan neck deformity），是由於風濕
性關節炎、外傷或是慢性勞損所導致，外觀上近端指關節過
度伸展，遠端指關節屈曲類似天鵝頸，故得此名。

一般可以安排 X 光與抽
血評估（風濕性關節炎）。
治療選項有藥物、復健、支
架與手術，應以個案需求與
生活自主功能作為考量。

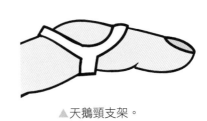

▲天鵝頸支架。

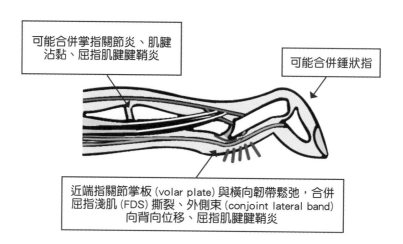

可能合併掌指關節炎、肌腱沾黏、屈指肌腱腱鞘炎

可能合併錘狀指

近端指關節掌板 (volar plate) 與橫向韌帶鬆弛，合併屈指淺肌 (FDS) 撕裂、外側束 (conjoint lateral band) 向背向位移、屈指肌腱腱鞘炎

鈕扣指病變

鈕扣指病變（Boutonnière deformity），主要是外傷導致伸指肌腱的中束斷裂所導致，少數是因為風濕性關節炎，外觀上遠端指關節過度伸展，近端指關節屈曲類似扣鈕扣的手型，故得此名。

一般可以安排 X 光與超音波評估。治療選項有藥物、復健、支架與手術，應以個案需求與生活自主功能作為考量。

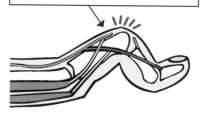

伸指肌腱的中束斷裂，近端指關節向從分開的兩邊的伸指肌腱外側束突出

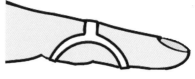

▲鈕扣指支架。

球衣手指

球衣手指（jersey finger），是屈指深肌肌腱斷裂所導致，常見於橄欖球、美式足球需要抓球衣、擒抱之高強度運動，故得此名，最常發生於無名指。一般可以安排 X 光與超音波評估。治療選項一般建議手術治療。

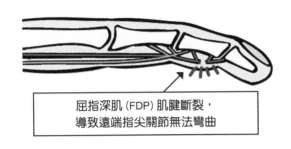

屈指深肌 (FDP) 肌腱斷裂，
導致遠端指尖關節無法彎曲

獵場看守人拇指

獵場看守人拇（gamekeeper's thumb），是指大拇指的尺側副韌帶受傷，又稱為滑雪者手指，一般是因為大拇指受到急性的過度外展而導致，好發於高強度運動如美式足球、籃球、滑雪等，建議安排 X 光、超音波或磁振造影（MRI）評估。

治療選項依照分級而定，有副木固定、復健與手術等選項。

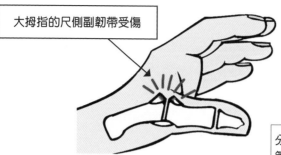

大拇指的尺側副韌帶受傷

分級：
第一級：僅扭傷
第二級：部分撕裂
第三級：全撕裂

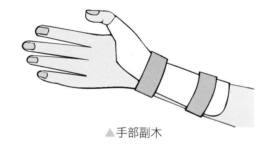

▲手部副木

腕隧道症候群
常見職業病

之前一位友院的醫療人員來就醫，主訴是自從疫情爆發開始，求診患者激增，兩手開始劇烈麻痛，睡覺睡到一半會被麻痛驚醒。經過臨床評估後，我診斷：「這是典型的腕隧道症候群，需要復健，甚至須要打針治療喔！」

「是啊，我們醫院的醫師也是這樣說，我連神經傳導檢查也做了……」她充滿了無奈。

「也許幫妳打針，做伸展、運動、戴副木可以緩解，但是還是要從作業流程去調整……」我這樣回她。

「業務真的太多，怎麼調整也是一樣，李醫師我這個可以判職災嗎？」

大致瞭解她繁重的工作情形後，我說：「我覺得有機會，而且一定要幫妳爭取，我們來準備一下資料做職業病的鑑定吧！當然治療要先做，我再想想看如何從降低職場人為因素方面改善？不然就會變成『會好袂斷根』（無法根治）了！」

認識腕隧道症候群

腕隧道症候群是正中神經在通過狹窄的腕隧道時受到壓迫，導致手部感覺異常（粉紅色區域）、疼痛或麻痺現象，又稱**滑鼠手**。常見跟職業有關（如電腦作業、牙醫師、木工、鑽地工等），包括反覆抓取東西、用力抓握，或手腕不自然彎曲、振動等動作容易引發。

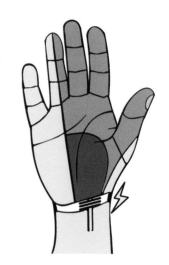

新冠防疫之戰讓不少醫療人員都累壞了，突然暴增的防疫業務，多屬於高重複性長時間的手部工作，不少醫療同仁就患上了腕隧道症候群！我從醫師的專業角度提醒讀者，「腕隧道症候群」若符合規定的條件，是可能被判定為職業病，可以到各大醫院的「職業醫學科」就醫評估並安排鑑定。

症狀與診斷

腕隧道症候群的主要症狀包括掌面前 3 又 1/2 手指與手部的麻痛，甚至在夜間也會麻痛醒來，或經常感到需要甩手。在疾病進展後期，還可能出現肌肉萎縮等情況。進行診斷通常可以使用理學檢查，以及神經傳導測試／肌電圖診斷。

神經傳導速度測試，用於評估神經信號的傳遞速度和是否存在神經受損；肌電圖通常用於評估肌肉的電活動，以檢查是否存在肌肉萎縮和神經受損的情況。

常用的理學檢查包括提觀察 Tinel sign（提尼爾徵象）、Phalen's test（費倫氏測試）和確認魚際肌萎縮程度等幾項。

■ Tinel sign（提尼爾徵象）

輕敲正中神經通過區域會引起觸電或刺痛感。

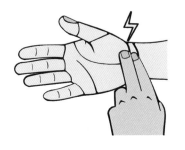

■ Phalen's test（費倫氏測試）

手腕下垂彎曲 90 度一分鐘內，可能會出現痠麻症狀。

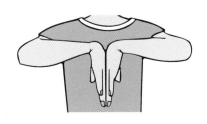

■ 魚際肌萎縮

嚴重時會導致手部肌肉萎縮。

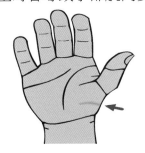

治療與用藥

治療腕隧道症候群常用的方法包括：

- 藥物治療

口服或注射消炎止痛藥物。

- 儀器治療

紅外線、電療、超音波、震波等治療方法。

- 超音波導引注射治療

使用類固醇、增生療法等注射液進行治療。

- 乾針與針灸治療

用於減少局部神經的沾黏情況。

DIY 保養方

必須減少工作上或生活上（如做家事、煮飯）的不良姿勢與頻率，並且每天做伸展，才不致「會好嘛袂原全」哦！此外，還可以進行以下方式做保健。

■保養方 1　伸展手腕與手指屈肌······················

以不會痛的手（本圖下方）將患部的手掌向外伸張，到緊繃處停住，維持 15 秒，這樣算一次，做 3 次。

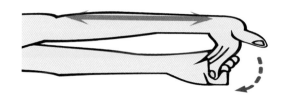

■ 保養方 2　肌腱滑動運動 ·································

　　每個動作停留 2 ～ 3 秒，每個動作依序各做 5 ～ 10 次
為一輪，共做 5 輪。

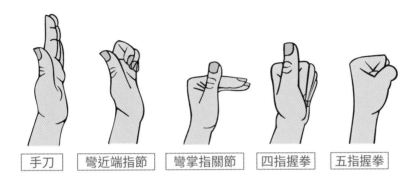

| 手刀 | 彎近端指節 | 彎掌指關節 | 四指握拳 | 五指握拳 |

■ 保養方 3　手部裝具 ·································

　　使用手部裝具，減少手腕的屈曲。

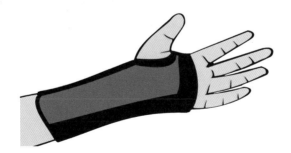

注意工作姿勢、使用人因工程工具，減少手腕負擔

1. 使用直立式滑鼠。

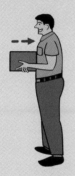

2. 使用人因工程手工具（剪刀）。

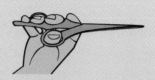

3. 搬抬重物時靠近身體，利用核心帶動，減少手部負擔。

4. 坐姿使用電腦時，肘、腕部宜有足夠支撐。

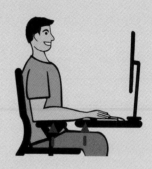

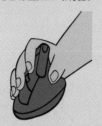

何謂「人因工程」？

　　「人因工程」是一門綜合性的學科，旨在研究人類與機器、工作環境之間的交互作用，並尋求最佳地設計工作系統，以符合人體生理、心理特性，提高工作效率、安全性和舒適度。人因工程涉及多個領域，包括心理學、生理學、工業工程、設計學、人類行為學等。

　　簡單來說，人因工程旨在創造安全、高效、舒適和人性化的工作環境，使人與機器、工作環境之間的關係更加協調和諧，從而提高工作生產力和品質，同時促進員工的身心健康和工作滿意度。

三角軟骨複合體受傷
造成手腕內側痛

　　門診來了一位看起來頗為精實的大哥，身上還穿著跑步的衣服：「李醫師你好。」

　　我一邊心裡猜想（一定是腳哪裡不舒服吧？很愛玩這種推理遊戲）一邊問：「請問哪邊不舒服呢？」

　　大哥：「我三個月前去路跑，沒注意路況，踢到小坑洞跌倒，左手腕撐地後就非常疼痛。」

　　（啊！竟然猜錯）我：「所以都是內側這邊痛嗎？做這個內彎的動作會痛嗎？」

　　大哥：「會會會，很痛！之前醫師診斷是三角軟骨挫傷，但是治療後沒有明顯改善！」

　　我：「超音波看起來確實是三角軟骨複合體挫傷，有些個案可能會需要增生注射，甚至需要手術治療才會改善哦！」

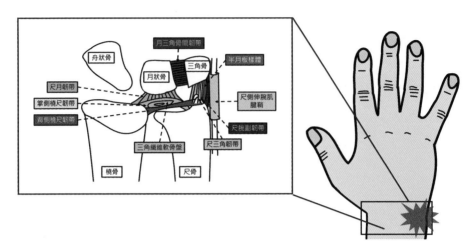

認識三角軟骨複合體受傷

三角軟骨複合體（triangular fibrocartilage complex，簡稱 TFCC）受傷，也就是常見的手腕內側痛。其並不僅僅是指軟骨，而是包括三角纖維軟骨盤、尺側伸腕肌腱膜、尺三角韌帶、尺月韌帶、掌／背側橈尺韌帶、腕尺副韌帶和半月板樣體等多個組成部分。（如上圖）

三角軟骨複合體功能主要是為了維持尺側手腕的穩定性，其中包含了上述許多韌帶和軟骨。然而，這些組織可能會因為外傷或長期反覆的勞損而受到損傷，導致手腕失去原本的穩定性。

症狀與診斷

常見症狀有尺側（小指側）手腕疼痛，扭毛巾、撐地、提取重物、扭轉門把會引發或加重疼痛。

一般來說，超音波可以用來觀察部分組織，有助於診斷，但如果要確認診斷，則需要進行磁振造影（MRI）檢查。而診斷的黃金準則則是關節鏡檢查，這也可以同時進行治療。

治療與用藥

　　治療方面主要分為保守治療和手術治療兩種。

　　保守治療方面包括以下幾種方法：休息、使用護腕、口服消炎藥物、物理治療（包括儀器治療、徒手治療和運動治療）、注射治療（可以是增生治療或類固醇注射）、以及震波治療。

　　如果保守治療進行了六個月以上仍然沒有效果，則需要考慮手術治療。

DIY 保養方

■ 保養方　　**使用護腕** ·

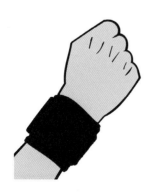

尺側伸腕肌發炎 手腕內側會痛

門診來了一位中年女性，說她的手腕內側疼痛，而且如果做家事、提水、擰毛巾還會更為疼痛，不過沒有外傷。

我：「請妳跟我一樣伸展看看！」我示範了一個特別的伸展動作。

她：「對對對，這樣拉，好痠、好緊繃喔……咦！好像比較好了耶！」

我用超音波詳細檢查，發現三角軟骨複合體沒有明顯損傷，但尺側伸腕肌肌腱則有明顯腫脹，確定是尺側伸腕肌發炎。

認識尺側伸腕肌肌腱炎

尺側伸腕肌位於手肘內側，主要功能是伸展手腕，并在手腕伸展時進一步將手腕往內側（尺側）偏移。此肌肉對於穩定遠端橈尺關節也扮演著重要角色。

因長時間進行重複性手腕動作、負重過重，或採取不良姿勢，導致肌腱與滑囊發炎腫脹，甚至撕裂或退化，便可

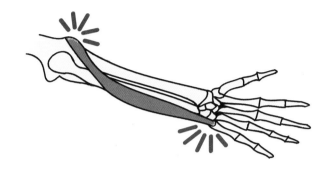

能引發手腕內側疼痛。

症狀與診斷

尺側伸腕肌肌腱炎的主要症狀包括內側手腕疼痛，甚至可能導致握力下降。疼痛可能集中在內側手腕附近，因此需要與其他腕關節疾患如三角軟骨損傷進行鑑別診斷。

一般以臨床診斷為主，若需進一步確認，可進行超音波或磁振造影（MRI）檢查。一般分為有脫位與無脫位兩種類型。

治療與用藥

治療方法包括休息、使用消炎止痛藥、護腕、物理治療（如電療、紅外線、震波治療）、徒手治療，以及超音波導引注射等。大多數情況下，這些治療方式都能有效治療，但若合併有脫位情況則可能需要手術處理。總體而言，預後良好，但日常生活中的預防仍是至關重要的。

⁄ DIY 保養方

■**保養方**　**尺側伸腕肌伸展** ·····················

1. 將手腕向掌側彎，另一手向掌側與橈側（外側）輕壓到有點緊繃感維持 15 秒，這樣算一次。

2. 重複 3 ～ 5 次。同時每天在可以承受範圍內最好多做幾次，效果會逐漸顯現。

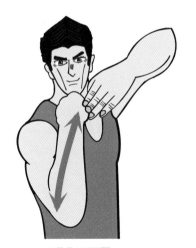

▲動作正面圖。

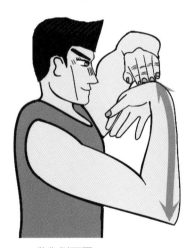

▲動作側面圖。

尺側伸腕肌肌腱的脫位與無脫位

尺側伸腕肌肌腱炎通常分為有脫位與無脫位兩種類型，這兩種類型的區別主要在於肌腱與滑囊的位置關係以及相關的症狀表現。

有脫位

當尺側伸腕肌肌腱因為炎症或其他因素而受損時，可能會導致肌腱在原本的位置上移或脫位。這種情況下，肌腱可能不再完全貼合在其應有的位置，而是位移或脫出滑囊，進而造成額外的壓力和疼痛。有脫位的尺側伸腕肌肌腱炎往往會伴隨著較明顯的疼痛、腫脹和功能受損，可能需要更積極的治療干預，有時甚至需要手術來重新定位受損的肌腱。

無脫位

相對於有脫位的情況，無脫位的尺側伸腕肌肌腱炎指的是肌腱仍然保持在正常的位置，沒有發生明顯的位移或脫出滑囊。在這種情況下，疼痛可能較輕微，功能受損也較輕，治療上通常可以採取較為保守的方法，如休息、物理治療、藥物治療等，以幫助炎症緩解和肌腱康復。

肘隧道症候群
小指、無名指會麻

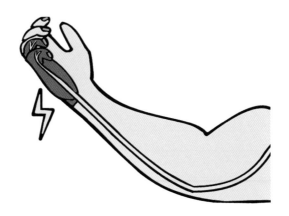

「醫師，我的手好麻！而且都只麻小指跟無名指，是不是頸椎有問題啊？」門診來了一個阿姨，從進門就在甩手，看得出她的不適感。

評估過後發現，手肘敲擊測試（tinel sign）為陽性，且麻痛範圍與尺神經支配範圍一致：「阿姨，我從臨床評估看來，這個應該是肘隧道症候群引發的尺神經病變，最近會很常將手肘反覆彎曲嗎？」

「有啦！我最近都要幫女兒帶孫，小孩才一歲多，很可愛，整天都要抱上抱下的。」

我說：「那我先幫您安排復健治療，可以搭配乾針看看，

平常還要記得補充 B 群跟拉筋，您目前手指的肌肉都還沒萎縮，基本上算輕微尺神經疾患，如果更嚴重就要打針了喔！」

認識肘隧道症候群

　　肘隧道症候群是一種導致尺神經疾患的情況，雖然不如腕隧道症候群常見，但仍然屬於週邊神經壓迫的常見病因之一。症狀通常表現為小指和無名指感到麻痛，有時也伴隨前臂的麻痛。在嚴重的情況下，可能會導致手部肌肉的無力和萎縮。

　　病因主要分為三類：壓迫、拉扯和損傷。經常是與長時間彎曲手肘的職業或重複性的動作有關。順帶一提，如果是重訓後發生手麻，大多是三頭肌夾擠到尺神經所引起，就要加強暖身與伸展尺神經，甚至調整動作（練三頭肌時手肘向外打開一點）。

症狀與診斷

　　典型的症狀包括無名指內側和小指的麻痛，有時也伴隨前臂的麻痛。在嚴重的情況下，可能會導致手部肌肉的無力和萎縮。

　　一般而言都是門診時

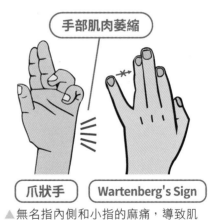

▲ 無名指內側和小指的麻痛，導致肌肉的無力和萎縮。

直接進行臨床診斷，但也可以透過神經傳導檢查或超音波檢查來確認。

治療與用藥

初期保守治療包括改善肘部活動習慣、進行伸展運動以及適當休息。對於夜間疼痛的患者，建議在睡眠時使用手肘副木支架進行固定，以減少疼痛發作。

在藥物治療方面，口服非類固醇消炎止痛藥（NSAIDs）和維生素 B 群是常見的選擇。如果這些治療方法無效，則可以考慮進行局部類固醇注射、增生治療、神經解套術或體外震波治療，這些治療方式都有一定的療效。

DIY 保養方

整體來講要減少工作、生活上的人為因素造成的危害。這裡提供以下 4 種 DIY 保養方：

■ 保養方 1 ～ 3

保養方	說明
減少長時間的手肘彎曲	講手機每五分鐘可以換手一次，常講手機的朋友可以改用藍芽耳機。
減少手肘的壓迫	趴睡時使用午睡枕，文書工作減少把手肘靠在桌上。
多休息或使用護肘	將手肘活動度稍加管控，減少因反覆彎曲造成的尺神經壓迫。

■ 保養方 4　改善尺神經壓迫伸展動作 ·········

1

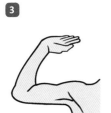

將手向側面平伸。

2

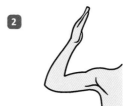

屈曲手肘。

3

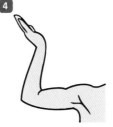

把手腕旋前，
手指尖比向耳
朵位置。

4

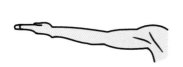

手腕背曲下，將
手腕旋後，再將
手腕背屈。

5

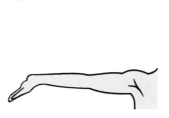

手肘伸直。

注意事項

1. 每個動作必須停留 5 秒，並重複 5 次。
2. 在可接受範圍內，每天多做幾次，效果自然顯現。

李醫師復健保養小教室

補充維生素 B 群對神經的好處

　　研究顯示，維生素 B 群可能對改善神經病變和症狀有幫助，包括維生素 B1、B2、B6、B12 與中樞及周邊神經系統皆相關。以下是維生素 B 群如何幫助改善肘隧道症候群症狀的一些方式：

神經保護作用

　　維生素 B 群對神經系統有保護作用，有助於維持神經組織的健康，減少神經受到損傷的可能性。

神經傳導

　　維生素 B 群對神經傳導具有重要作用，有助於改善神經信號的傳遞，減少神經傳導障礙，進而減輕症狀。

抗炎作用

　　維生素 B6 具有抗炎作用，可能可以減少神經受到損傷或發炎的程度；維生素 B 群也有助於緩解周邊神經病變的症狀，包括肘隧道症候群引起的疼痛和不適。

促進神經修復

　　維生素 B 群可能有助於促進周邊神經的修復和再生，這對於受損的尺神經康復至關重要。

手肘副木固定支架

手肘副木固定支架在肘隧道症候群的治療中有以下作用：

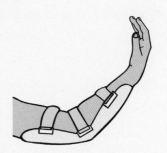

穩定性支撐

手肘副木固定支架能夠提供額外的支撐，幫助穩定肘部的位置。這有助於減輕尺神經的壓力，減少其受到進一步損傷的可能性。

減輕壓力

通常情況下，手肘副木固定支架可以幫助減輕肘部周圍組織對尺神經的壓力，這有助於減輕疼痛和麻木的感覺。

限制活動

透過限制肘部的活動範圍，手肘副木固定支架可以幫助減少尺神經的壓力和刺激，進而減輕症狀。

保護神經

使用支架可以提供一層額外的保護，防止尺神經受到進一步的損傷或刺激，有助於促進神經的修復和康復。

尺側屈腕肌肌鍵炎
操過頭或錯誤姿勢引發

　　門診來了一個大哥：「李醫師你好喔，我是做餐飲的，最近不知道怎麼了，左邊手腕內側愈來愈痛，如果休息就會改善，但是解封後生意太好沒辦法休息，你幫我看一下好不好？」

　　經過評估與超音波檢查後，發現是尺側屈腕肌發炎腫脹了，我說：「大哥你這個真的是太拚了啦，顧傢夥也要知影顧身體（拚事業之餘也要照顧身體），我先幫你做個乾針，等等先復健看看！」

　　大哥：「我是手腕痛，你怎麼針這邊（前臂）？阿娘喂！哪會搐一下（tiuh tsit ē，抽動）？」

　　我：「乾針會針對激痛點進行放鬆，你手腕這馬動看覓（現在動動看）」

　　大哥：「有，有較快活，多謝醫師！」

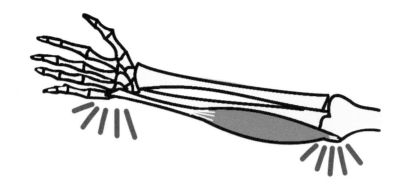

認識尺側屈腕肌肌鍵炎

　　手腕疼痛常見的原因之一是尺側屈腕肌肌鍵炎，治療通常不難。然而，困難之處在於長時間的工作或生活中反覆使用手腕，可能使其難以完全康復。因此，提醒大家在拚經濟的同時，也要注意身體的狀況才是。

　　手腕疼痛的原因多種多樣，除了尺側屈腕肌肌鍵炎外，還包括三角軟骨複合體損傷和骨折等情況。如果治療一段時間後情況未見改善，建議進一步進行檢查，例如超音波、X光或 MRI，以免延誤治療時機。

症狀與診斷

　　尺側屈腕肌的功能是屈曲並且內收手腕（使手腕向內側偏）。常因過度使用或姿勢錯誤導致手腕內側、前臂或內側手肘發炎疼痛，嚴重時甚至可能合併尺神經疾患。一般臨床診斷即可，並可利用超音波評估。

╱治療與用藥

　　以生活調整、使用護具、物理治療（包括儀器治療、徒手治療）、注射治療、震波治療等為主要治療方式。

╱DIY 保養方

■ 保養方　尺側屈腕肌伸展 ·······························

1. 將手掌向背側伸展到緊繃感停住 20 秒，這樣算一次。
2. 重複 3 ～ 5 次。同時每天在可以承受範圍內最好多做幾次，效果會逐漸顯現。

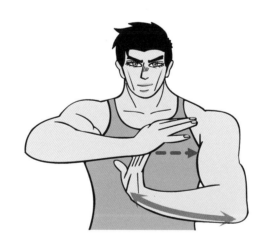

網球肘
容易反覆發作

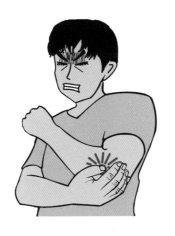

醫師示範保養 DIY 影片

　　一個大哥來就診，坐下來就指著手肘外側：「醫師我這邊痛好久了，你幫我看一下」

　　我：「這個位置看起來八九不離十，應該是網球肘。」

　　大哥：「之前的醫師也這樣講，我什麼治療都做過了，但是都反反覆覆，無法根治。」

　　我：「做過哪些治療啦？」

　　大哥：「有按摩、復健、徒手治療、針灸、震波、還打過兩次針，最多就好個幾天，然後又開始痛！」

我：「大哥你好像把所有治療都做過了耶！你剛剛說你工作是搬貨？平常很常搬重吧？」

大哥：「對啊，現在人手不夠，我當主管做的還比新進的多。」

我：「大哥辛苦啦，不過網球肘跟工作有關，如果一直搬貨，要好可能不容易！」

大哥：「那這樣是不是就不會好了？」

我：「是有幾個『一勞永逸』的解方，除了調整工作方式，還可以透過訓練肌力與肌耐力，以及改善姿勢等方式，是有機會根治的啦！目前研究認為 9 成以上的人會好哦！」

⁄⁄ 認識網球肘

我們來談談「網球肘」，其實在我的診間中，99％以上的病例都不是由打網球引起的。這種常見的肘部問題通常是由於家務或工作所導致，屬於一種反覆慢性勞損問題。全名為**「肱骨外上髁肌腱炎」**的網球肘，主要是指肘部外側伸腕短肌腱的炎症，有時也可能涉及到旋後肌和伸指肌。

除了打網球、羽毛球等運動外，工作和日常生活中對手肘、手腕或手指的重複使用（例如擰抹布）或不良姿勢，以及抓取過重的物品，都容易引發這個問題。一般而言，網球肘的預後良好，最晚一年左右症狀都會逐漸改善。

症狀與診斷

症狀主要包括手肘外側疼痛，擰毛巾或提重物時可能會加重疼痛，嚴重時甚至會出現手部完全痠痛無力的情況。局部可能出現肌腱撕裂傷、鈣化和發炎等病理變化，而在臨床上也常伴隨其他手部問題，如腕隧道症候群、媽媽手、板機指等。

常見的診斷方法包括臨床診斷和 Cozen test（柯氏測試）。此外，也可以利用超音波檢查來評估是否有鈣化或撕裂傷。

治療與用藥

治療方面，根據症狀的嚴重程度，可以選擇使用儀器治療（如雷射、超音波、紅外線等）、消炎藥物、超音波導引注射（類固醇或增生治療）以及震波治療。在大多數情況下，不需要進行手術治療。

DIY 保養方

在日常生活中，可以使用護肘或貼紮來幫助緩解症狀。此外，也可以通過調整生活和職業習慣（減少抓握用力的頻率、改善不良姿勢），例如用雙手掃地或使用掃地機器人來替代單手掃地等，來減少對肘部的壓力。進行伸展和按摩放鬆肌肉也是有益的，例如進行伸展伸腕肌群和按摩前臂伸肌。

〔上肢〕手、肘、腕、肩

■保養方 1　**使用護肘** ....

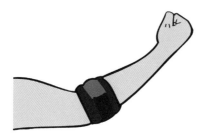

■保養方 2　**伸展伸腕肌群** ....

1. 將手腕與手指向下（掌側）
彎曲到有緊繃感再停住。
2. 維持 15 秒後回復正常，如此
重複 5 次。

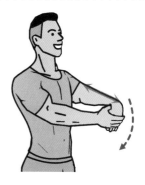

■保養方 3　**按摩放鬆** ....

1. 使用手指或按摩球來重複
按摩，放鬆前臂伸肌。
2. 來回 30 次，這樣為一輪，
早晚各做一輪。

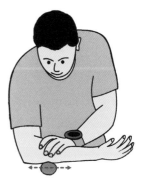

Cozen test（柯氏測試）

這是一種用於檢查網球肘的理學檢查方法之一。該測試以其發明者，名為 Cozen 的醫生命名。這個測試旨在評估手肘外上髁肌腱炎的存在。

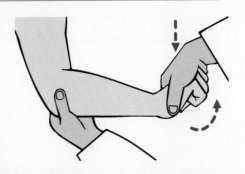

在這個測試中，受測者的手肘彎曲至約 60 度，前臂朝前旋轉，手腕向後彎曲。施測者則固定住手肘，並施加向手腕掌側的壓力。如果這個動作引起手肘外上髁的疼痛或手腕的無力感，那麼測試就被視為陽性。透過柯氏測試，醫生可以快速評估患者是否存在網球肘的跡象，進而提供更準確的診斷和治療方案。

掃地善用長柄掃把，手肘更省力

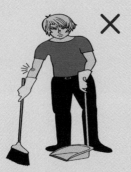

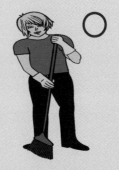

單手握持掃把，手肘、手腕與手指容易過度使力，長期下來容易受傷。

使用長柄掃把，施力點靠近身體核心，利用槓桿原理較省力，也不容易受傷。

高爾夫球肘
「跪婦」也常發生！

　　阿姨：「醫師，我兩邊的手都很痠痛，而且會麻！」

　　看著阿姨的手指已經出現退化性關節炎的特徵，我問她：「這應該已經不舒服很久了吧？」

　　阿姨：「對啊，每次不舒服就要用吊膏、按摩，不然就是看醫師、吃藥，針灸，但總是反反覆覆，好袂離（無法根治）。」

　　進一步詢問才知道阿姨為了照顧中風的先生，家務與家計一肩扛。除了在市場做生意，回到家還要做家事、煮飯、打掃，雖然有外籍看護幫忙，但還是蠟燭兩頭燒，力不從心。

　　我說：「阿姨，身體就算是鐵打的，這樣也會操到壞掉，適當的休息還是需要的啦！我看一些煮飯的功夫，可以省下來，先吃外食，然後打掃可以用掃地機器人幫忙」

　　阿姨：「外面的東西我怕吃了不健康啦！掃地機器人我家有啦，掃不乾淨」

　　聽到這我忍不住開啟碎念模式，說：「你可以週末再自

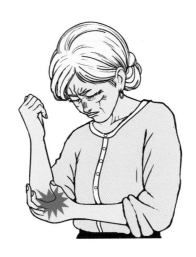

己煮,我介紹你幾間推薦的便當店,有符合營養建議的啦!不然就算是我幫你打針,只怕也是會反反覆覆,另外掃地機器人可以先大概掃一掃,剩下邊邊角角可以用黏拖把或是好神拖清潔啦!我先幫你安排復健,吃個藥看看,教你做一些伸展放鬆⋯⋯」

認識高爾夫球肘

　　高爾夫球肘全名叫做「肱骨內上髁肌腱炎」,比網球肘少見(發生率為 1/5),是一種屈腕肌腱的慢性病變。工作與家庭中手肘、手腕或手指抓握的重複次數太多(擰抹布)或是不良姿勢(如重訓前臂過分代償),或抓提重量過重都容易導致這個問題。

　　除了像阿姨這樣的「跪婦」,另一個常見高爾夫球肘的是「運動與重訓族群」,因為發力不當,像是啞鈴二頭彎舉手指與手腕屈肌代償造成肌肉與肌腱發炎,還是要調整運

動方法改善姿勢，以免沒得到運動的好處，反而先受傷了。

症狀與診斷

症狀主要表現為手肘內側疼痛，擰毛巾或提重物時會誘發疼痛，嚴重時甚至手部完全痠痛無力。局部病理變化有肌腱撕裂傷、鈣化、發炎，臨床上常併發其他手部問題（腕隧道症候群、媽媽手、板機指等）。

診斷通常可以透過臨床觀察進行，也可利用超音波檢查評估。

治療與用藥

治療方法包括依據症狀選用儀器治療（如雷射、超音波、紅外線等）、消炎藥物、超音波導引注射（如類固醇或增生治療）、震波治療等。手術治療相對較少見。

DIY 保養方

平時保養首重調整生活或職業病因（減法生活），減少手部抓握的頻率和力道，以及改善不良姿勢（重訓代償），是十分重要的。例如，可以改用雙手進行打掃活動，或者使用掃地機器人來代替單手使用掃帚等工具。

另外，還可以使用以下三個保養方改善症狀。

■ 保養方 1　**使用護肘** ··························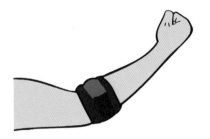

■ 保養方 2　**伸展伸腕肌群** ··················

1. 將手腕與手指向下（背側）彎
   曲到有緊繃感再停住。
2. 維持 15 秒後回復正常，如此
   重複 5 次。

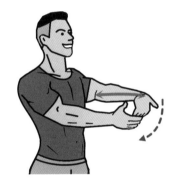

■ 保養方 3　**按摩放鬆** ··················

1. 使用手指或按摩球來重複按
   摩，放鬆前臂屈肌。
2. 來回 30 次，這樣為一輪，早
   晚各做一輪。

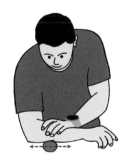

五十肩
自己會好！

醫師示範保養 DIY 影片

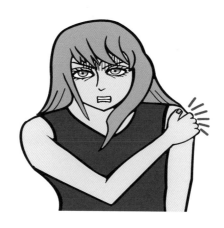

　　門診來了一個阿姨：「醫師我肩膀痛到快死了，看了六個月醫師，找整復、推拿的都沒好，而且愈治療愈痛，現在根本抬不起來，不知道是不是被喬壞了！」

　　我仔細評估檢查後：「阿姨你這個應該是五十肩，而且進入了冰凍期，所以不但痛還會抬不起來，先說一個好消息，通常這個一般兩年左右都會自己好啦，當然可以做復健或是肩關節囊擴張術治療，加快康復期程。」

阿姨（露出這算什麼好消息的表情）：「醫師你就趕快幫我打針治療一下好了！」

我：「不過即使打了肩關節囊擴張術，還是建議要做關節活動與徒手治療，才會好得快哦！」

認識五十肩

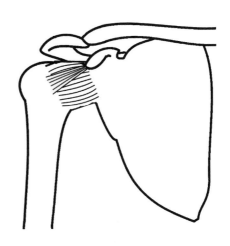

五十肩，又稱**冰凍肩**，正式名稱為**沾黏性關節囊炎**。這是一種盂肱關節因不明原因而發炎並纖維化的症狀，更常見於女性，且左肩較為常見。15％的患者在五年內會發展另一肩膀的症狀。一般而言，預後良好，即便不接受治療，症狀通常在平均2年左右會自行緩解（通常介於1至3.5年之間）。

症狀與診斷

經常出現肩膀疼痛並伴隨明顯的關節活動度減少（尤其是外旋）。根據病程時間，可分為不同階段：疼痛期（3個月內）、結冰期（3～9個月）、冷凍期（9～14個月）和解凍期（15～24個月），在不同階段表現出不同的症狀與關節活動度變化，如下表：

期間	狀況
疼痛期（3 個月內）	肩疼痛為主，活動度輕微受限，此期容易誤判。
結冰期（3～9 個月）	肩膀極度疼痛，合併活動度減少。
冷凍期（9～14 個月）	關節活動度顯著減少。
解凍期（15～24 個月）	疼痛與關節活動度顯著改善。

　　此外，一般而言，五十肩主要根據臨床表現進行診斷，但也可以進行影像學評估以排除其他可能的共病。

治療與用藥

　　治療方及用藥方面包括使用消炎止痛藥物、徒手治療、運動治療、儀器治療、震波治療、關節鏡手術、超音波導引以及肩關節囊擴充術等等多種不同方式。

DIY 保養方

■保養方 1　手指爬樓梯 ·····························

1. 面對或側對牆壁，手指頭由較低位置慢慢向上爬。

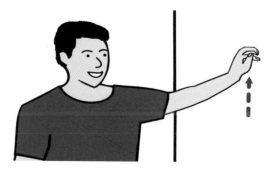

2. 身體也緩緩靠牆，隨之抬高肩膀到關節活動極限（感覺疼痛或卡住即停止）。

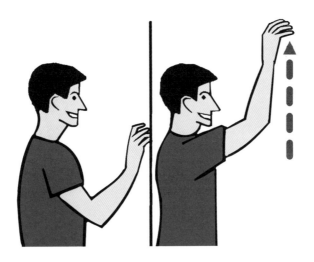

3. 爬 10 次，這樣算一輪，側面與正面各作三輪。

■ 保養方 2 　**肩膀鐘擺運動** ·····················

1. 非患側手扶椅子或桌子，上身微彎，患側手握裝水寶特瓶自然下垂。
2. 用腿部帶動，讓手臂輕鬆地向前後、左右擺動。以順時鐘、逆時鐘運動，各方向各做 20 ～ 30 次，這樣當作一輪。
3. 早晚各做一輪即可。

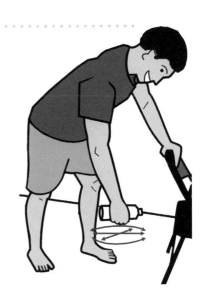

> **注意事項**
>
> 1. 進行動作 1 時趴在床上也可以做。
> 2. 寶特瓶裝水容量在 600 ～ 1000cc 之間即可。

■ 保養方 3　**拉毛巾** . . . .

1. 兩手藉由毛巾牽引運動，好手往上拉壞手到活動度極限，停 10 秒，做十次。

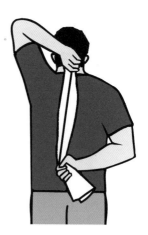

2. 再改為好手向下拉壞手，停 10 秒，做十次。

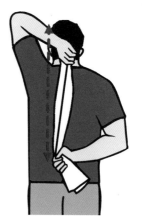

肩旋轉肌袖症候群
不駝背、肩舉過高

　　求診的大哥：「李醫師，您好，我這個是老毛病了，之前在外面診所也做過超音波檢查，說是什麼旋轉肌問題，震波、PRP 都花了好幾萬了，不能說是沒好，但是只要打個幾次羽毛球，或是偶爾做個家事常常都會復發，醫師只叫我別再打了，想聽聽你的高見」

　　理學檢查跟超音波評估完後，我說：「基本上之前的醫師診斷沒什麼問題，你的棘上肌有撕裂傷但是並不大，肌腱有一點退化情形，所以治療部分我認為都還算是合理，關鍵應該是平時的保養。」

　　經過一番瞭解後，我從這位大哥打羽球的動作開始幫他檢討，從正手和反手殺球與揮擊的軌跡來看，因為這位大哥在揮拍上還是太仰仗肩膀的抬舉作為代償，但在胸椎活動度、核心控制、移位的準確以及手腕的運用還可以再加強，因此我建議他應該挪些時間進行肌力、肌耐力與橫移的動態等腿部訓練；同時，還幫他簡單用乾針放鬆緊繃的筋膜，並搭配貼布；接著，再給他一些衛教訓練的菜單，希望未來不

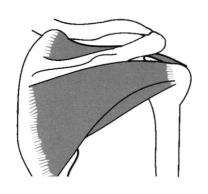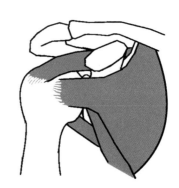

要再發作了。

最後，再提醒這位大哥在生活上減少駝背、圓肩以及肩膀舉高時要讓肩外展的動作，否則還是三不五十會發作，如果旋轉肌完全撕裂傷了，還可能要開刀呢！

認識肩旋轉肌袖症候群

肩旋轉肌袖包含棘上肌、棘下肌、小圓肌、肩胛下肌等一組肌肉群，讓人可以進行抬舉、外旋、內旋等動作之外，最重要的其還扮演著類似於機械滑輪組裝置中的細微調節滑輪的角色，能夠精細地微調肩關節抬高或降低的角度，以維持姿勢的穩定性。

而所謂的「肩旋轉肌袖症候群」（Rotator Cuff Syndrome），則是一種常見的肩部問題，通常是由於肩部肌肉和肌腱受傷或損傷引起的。其可能由於過度使用、肌肉不平衡、姿勢不良、創傷，以及年齡因素等多種原因引起。

⟋ 症狀與診斷

當旋轉肌袖受傷（包括發炎、撕裂或鈣化）時，做肩膀抬舉（如晾衣服）、外旋（如拉捷運吊環）、內旋（如扣內衣）等動作便會感到疼痛甚至無力。

一般臨床即可診斷，可安排超音波、X光、磁振造影等檢查評估。

⟋ 治療與用藥

根據每個人的症狀與病情，可能會進行物理治療、徒手治療、運動矯正、注射治療、手術治療等改善方式。

⟋ DIY 保養方

■ 保養方 1　牆角伸展 ·····························

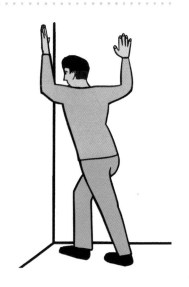

1. 在牆角將兩前臂貼在牆上，身體打直前傾（勿彎腰），維持 20 秒，伸展到會緊但不會痛的程度即可，這樣算一次。
2. 重複做 5 次為一組。每天可多練習幾組，效果自然顯現。

■ 保養方 2　**肩膀鐘擺運動** ·····················

1. 非患側手扶椅子或桌子，上身
   微彎，患側手握裝水寶特瓶自
   然下垂。

2. 用腿部帶動，讓手臂輕鬆地
   向前後、左右擺動。以順時
   鐘、逆時鐘運動，各方向各做
   20 ～ 30 次，這樣當作一輪。

3. 早晚各做一輪即可。

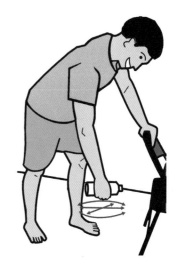

> **注意事項**
>
> 1. 進行動作 1 時趴在床上也可以做。
> 2. 寶特瓶裝水容量在 600 ～ 1000cc 之間即可。

■ 保養方 3　**下斜方運動** ·····················

1. 雙手舉著啞鈴，同時伸
   直緩緩上舉，上舉時肩
   膀外旋（掌心朝前）。

2. 接著再緩緩下落到水準，
   這樣算一次，重複 10 ～
   15 次則為一輪，總共做
   3 輪。

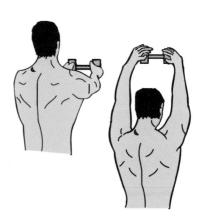

1. 沒有啞鈴的話，槓片或棍子也可以，最方便則是用寶特瓶裝 600 ～ 1000cc 之間的水進行練習即可。
2. 這個動作即使無症狀也可當做一般保健動作練習。

李醫師復健保養小教室

避免晾曬衣服傷害三招

晾曬衣服時高舉肩膀如果會疼痛，只要做到以下三點就可降低傷害；同時持續做，還有復健效果，一般人更有預防效果：

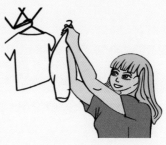

1. 肩膀要保持外旋。
2. 不要駝背，維持正確姿勢。
3. 可用曬衣器輔助，降低肩膀負擔。

肩旋轉肌袖撕裂傷
60+ 要特別注意

　　門診來了一個「勇伯」（神勇的阿伯），雖然退休十多年，仍然每天照顧他的開心農場。女兒一進診間就開始數落阿伯的諸多罪狀：「去年在田裡摔倒，幾個月前騎車犁田（側翻自摔）還撞到頭，都學不乖，這次又搬太重說肩膀痛到抬不起來，醫師你幫我唸唸他啦！」

　　我看到阿伯眼神中透露出一絲絲讓家人擔心的歉疚，又看到勇伯與年齡不相稱的精悍身材，連忙緩頰說：「老人家有興趣愛好其實是好事啦，而且看阿伯體格維持的不錯，應該跟他堅持下田有關啦！身體偶爾出狀況在所難免，我先幫他檢查看看。」

　　一檢查不得了，竟然發現阿伯的肩膀旋轉肌有明顯的撕裂傷，還有發炎跟滑囊積水，難怪痛到抬不起來，阿伯也真的很鐵齒，撐到現在才來……

　　女兒：「那該怎麼辦啊！該不會要開刀吧？醫師你叫他不要做了啦！」

　　看著女兒的殷殷期盼，我只好苦口婆心地提醒阿伯：

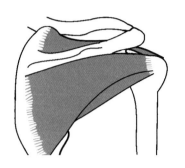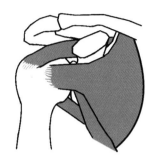

「阿伯，你除了騎機車時要戴安全帽，做田也真好，但是查埔人毋通鐵齒，加減做不是要拼性命啦！我這次先幫你做超音波導引抽吸注射治療，就可大幅緩解，但是你也要好好保養身體啦！否則還是會再犯喔！」

認識肩旋轉肌袖撕裂傷

肩旋轉肌袖包含棘上肌、棘下肌、小圓肌、肩胛下肌，可能因為突然性的外傷或反覆微小創傷而造成肩旋轉肌袖撕裂傷。這是一個常見的問題，60 歲以上高達三成的人有此疾患，80 歲以上更高達 62% 的人有。

這個問題最常主要的症狀就是，肩膀抬高時會引發明顯疼痛。如果只是部分撕裂傷可以使用增生注射療法治療，但如果是嚴重的全層撕裂，保守治療無效甚至要開刀才會改善。

建議平常就要維持正確姿勢，預防圓肩、駝背等不良姿勢；不痛時可以還可以做一些以下提到的動作，達到預防、保養的目的，並且避免受傷。

症狀與診斷

主要的症狀往往是在做肩膀抬舉（如晾衣服）、外旋（如拉捷運吊環）、內旋（如扣內衣）等動作時感到疼痛、無力，甚至「不舉」。

診斷方式主要是以超音波、磁振造影或關節鏡等檢查，進行確認診斷。

治療與用藥

一般都是以物理治療、藥物治療、注射治療等為主要治療方式，也就是所謂的「保守治療」，如果改善有限、效果不佳才會考慮手術治療。

DIY 保養方

■保養方 1　肩膀鐘擺運動

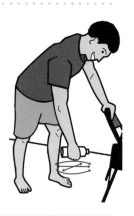

1. 非患側手扶椅子或桌子，上身微彎，患側手握裝水寶特瓶自然下垂。
2. 用腿部帶動，讓手臂輕鬆地向前後、左右擺動。以順時鐘、逆時鐘運動，各方向各做 20 ～ 30 次，這樣當作一輪。
3. 早晚各做一輪即可。

（注意事項）

1. 進行動作 1 時趴在床上也可以做。
2. 寶特瓶裝水容量在 600 ～ 1000cc 之間即可。

■ 保養方 2　　肩關節囊伸展

1. 患側手伸向非患側手那側，非患側手彎曲將其緩緩壓向胸口，使胸口感到緊繃感即可。
2. 維持 15 秒，並重複 5 次。

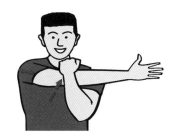

注意事項

1. 如果雙肩都痛，則換邊操作即是。
2. 每天在能夠承受範圍內可以多做幾次，效果會更好。

■ 保養方 3　　門邊伸展

1. 身體略成弓箭步，站在門邊。
2. 患側手卡在門框，身體略超過門框，讓肩膀外旋到緊繃感即可。
3. 停住 15 秒，重複 5 次。

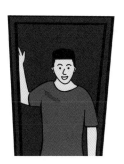

注意事項

1. 如果雙肩都痛，則換邊操作即是。
2. 每天可以多做幾次，效果會更好。

■保養方 4　趴姿抬肩訓練 ·

1. 趴在床上，肩膀由水平面向後抬舉伸展。
2. 期間肩胛骨向後、向內微縮，慢慢做 10 ～ 15 次為一輪，早晚各做一輪。

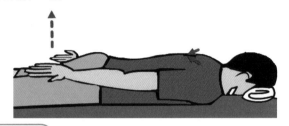

注意事項

1. 肩胛骨向後、向內微縮時操作到可以忍受的範圍為止。
2. 每天只要有多一點點進步即可，多做幾天效果自然會出現。

■保養方 5　側躺肩外旋訓練 ·

1. 側躺在床上，患側手握著啞鈴或是裝水寶特瓶。
2. 患側手由內旋位置慢慢轉向外旋，過程中維持手臂靠近身體。
3. 做 10 ～ 15 次為一輪，早晚各做一輪。

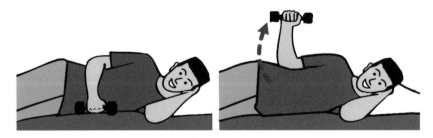

注意事項

　　啞鈴重量建議 1 公斤重即可，寶特瓶裝水容量在 600 ～ 1000cc 之間即可。

肩旋轉肌鈣化性肌腱炎
手如千斤重！

　　過年後來了一個阿嬤，說幾個月以來肩膀反反覆覆痛到抬不起來！

　　我問她：「阿姨，你是不是過年前一直在摒掃（pi　nn～s　u，打掃）啊？」

　　阿嬤大驚：「醫師你怎麼知道！不過講實在，我過年前兩天才摒掃了一擺（一次）啦！」

　　我只好苦笑著說：「這是每年我們復健科過年前後大排長龍的主因啊！不過我還是幫妳掃一下超音波，確認有無結構問題，合併撕裂傷或是鈣化。」

　　超音波評估所幸沒看到撕裂傷，但是卻發現有鈣化，阿嬤大驚：「鈣化！那是什麼，會很嚴重要開刀嗎？」

　　我說：「一般來說保守治療就可以了喔！別擔心」

∥認識肩旋轉肌鈣化性肌腱炎

　　肩膀旋轉肌袖（rotator cuff）產生鈣化造成的肩旋轉肌鈣化性肌腱炎是一種常見的肩部肌肉骨骼疾患，發病機制

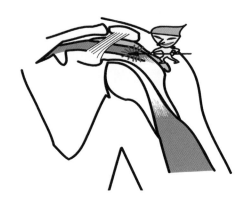

尚未完全明確，常見於 40 ～ 50 歲年齡段，尤其是女性。
該病常發生在肩部肌群中的棘上肌，10 ～ 20%的患者可能
雙側肩膀都受累。患者可能同時合併其他肩部問題，如旋轉
肌撕裂傷或五十肩。部分患者因疼痛而逐漸減少肩部活動，
導致惡性循環，因此我都會特別指導患者做居家鐘擺運動，
效果還不錯呢！

其他問題包括網球肘、阿基里斯肌鍵炎也偶爾會合併
鈣化問題，不過研究顯示，鈣化不見得就是造成疼痛的原
因，所以也不能「看到黑影就開槍」，還是要好好評估疼痛
的原因（例如做家事、職業或是健身的原因），並採取適當
的治療（如伸展、震波、鈣化抽吸治療等等），才不會反覆
發作讓手像是廢了一樣哦！

症狀與診斷

症狀包括肩膀疼痛，抬舉或攜帶物品可能加重症狀，
嚴重者可能影響關節活動度甚至導致生活和工作能力下降。

大約 20％的患者可能無明顯症狀。診斷通常需要進行影像學檢查，包括 X 光、超聲波或磁振造影（MRI）。

治療與用藥

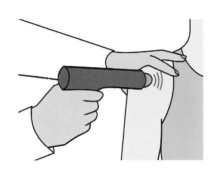

　　保守治療包括鐘擺運動、震波與儀器物理治療（超音波、熱敷、電療）、口服或外用藥物，以及超音波導引抽吸注射治療等。

DIY 保養方

■ 保養方　　肩膀鐘擺運動 · · · · · · · · · · · · · · ·

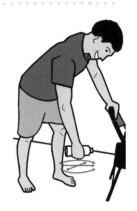

1. 非患側手扶椅子或桌子，上身微彎，患側手握裝水寶特瓶自然下垂。
2. 手用腿部帶動，讓手臂輕鬆地向前後、左右擺動。以順時鐘、逆時鐘運動，各方向各做 20 ～ 30 次，這樣當作一輪。
3. 早晚各做一輪即可。

注意事項

1. 進行動作 1 時趴在床上也可以做。
2. 寶特瓶裝水容量在 600 ～ 1000cc 之間即可。

肩夾擠症候群
手舉不起來

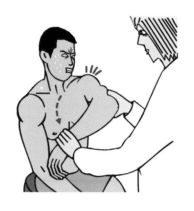

門診來了一位阿姨。

阿姨：「李醫師，我這幾天佇厝摒掃，毋知影按怎，這馬肩胛頭 到一個角度攏足疼！（這幾天在家打掃，不知道怎樣，現在肩膀抬到一個角度都很痛！）」

聽著阿姨的描述，我心裡大概就有底了：「阿姨，你先試試看挺胸、輕輕夾背、手肘彎曲、手臂向前 30 度慢慢舉上去看看。」

阿姨：「有較袂疼矣！（比較不會痛耶！）」

我：「我幫你檢查看看！」

理學檢查顯示是「肩夾擠症候群」，超音波也看到稍微腫脹增厚的肩峰下滑囊，不過沒有明顯積液，於是我說：「檢查起來肩胛頭有小可仔（有點）發炎，我建議先復健、吃藥看看，如果效果太慢，才考慮其他方法」

阿姨：「勞力！（感謝！）」

認識肩夾擠症候群

今天來介紹一下「肩夾擠症候群」，目前認為是與解剖、動力鏈、姿勢、職業等多方面相關的綜合症，造成肩峰下正常 1～1.5 公分的空間受到夾擠，是肩膀疼痛最常見的原因（佔 50%）。一般可細分為內夾擠和外夾擠，內夾擠指的是旋轉肌袖內至關節、關節唇軟骨的病灶；外夾擠則是旋轉肌袖以外的病灶，較為常見。

肩夾擠是最常見的肩膀疼痛原因（50%），解剖上常見肩峰下滑囊炎，又稱**游泳肩**，常因肩膀重複抬舉或不良姿勢（圓肩、駝背），或是鉤狀肩峰、旋轉肌疾患所導致。

症狀與診斷

典型症狀是肩膀向外展（60～120°間）或內旋抬高時有明顯疼痛（疼痛弧）如下圖，但外旋並外展超過 120° 時較不痛，擰毛巾或拿重物時會誘發

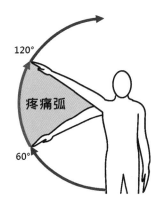

120°

疼痛弧

60°

疼痛，嚴重時甚至手部完全痠痛無力。

同時，肩夾擠還有一個特性，亦即抬舉時肩膀可稍向前 30 ～ 40 度，抬舉時就不會卡卡，如右圖。簡單講就是，只要駝背／胸椎活動度

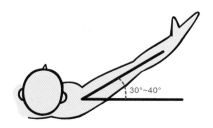

不佳，肩膀就容易夾擠發炎，因此抬肩時只要不駝背，盡量挺胸，手掌朝前（外旋），就能避免與預防肩夾擠的問題了。

一般為臨床診斷，理學檢查包括 Hawkins test（霍金斯測試）、Neer sign（尼爾徵象）、Yocum test（尤昆測試）等，也可進行超音波動態檢查、X 光或磁振造影評估。一般診斷並不困難，臨床診斷有 90％的正確率，可另外安排影像學進一步評估。

所謂的「霍金斯測試」就是讓肩關節屈曲至 90 度，施測者帶動肩膀內轉，若產生疼痛則可以確定診斷為有肩夾擠問題。

治療與用藥

急性發作會使用消炎藥物、超音波導引抽吸注射、儀器治療、徒手治療等方式。後續治療則首重運動治療，包括改善肩周肌肉平衡、減少圓肩駝背、加強胸椎活動度訓練、調整運動訓練方式、改善職業病因與不良姿勢等。此外還需

要同時處理旋轉肌撕裂、鈣化等共病問題。

其中加強胸椎活動度訓練包括訓練旋轉肌袖、前鋸肌、菱形肌、中下斜方肌、三角肌等肌群，以及放鬆胸大肌、胸小肌、三頭肌等。

調整運動訓練方式則以肩推、划船姿勢等為主；改善職業病因及不良姿勢則包括減少抬舉次數、調整工作檯面及螢幕高度等方式。

至於如果有肩峰解剖異常、旋轉肌腱撕裂且反覆發作的情形，就必須考慮是否進行手術了。

肩夾擠不同分期的運動治療

分期	運動內容
急性期	鐘擺運動、等長收縮、肩胛骨週圍運動（菱形肌、下斜方肌、前鋸肌等）、伸展胸小肌。
恢復期（發炎得到控制）	肩胛骨週圍運動、伸展胸小肌、趴姿關節活動（肩膀伸張、划船、側平舉）外旋彈力帶／啞鈴運動、二頭肌與三頭肌訓練。
強化期（動作不再疼痛）	前述肩胛骨穩定訓練、內外旋彈力帶運動、啞鈴側平舉、滑牆運動、二頭肌與三頭肌訓練、肩胛骨神經肌肉控制運動。
返回賽場期	專項運動訓練。

⟋ DIY 保養方

■保養方 1　　**肩膀鐘擺運動** ·

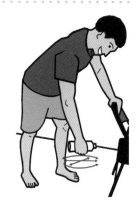

1. 非患側手扶椅子或桌子，上身微彎，患側手握裝水寶特瓶自然下垂。
2. 手臂輕鬆的向前後、左右擺動。以順時鐘、逆時鐘運動，各方向各做 20 ～ 30 次，這樣當作一輪。
3. 早晚各做一輪即可。

> **注意事項**
>
> 1. 進行動作 1 時趴在床上也可以做。
> 2. 寶特瓶裝水容量在 600 ～ 1000cc 之間即可。

■保養方 2　　**門邊伸展** ·

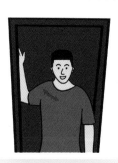

1. 身體略成弓箭步，站在門邊。
2. 患側手卡在門框，身體略超過門框，讓肩膀外旋到緊繃感即可。
3. 停住 15 秒，重複 5 次。

> **注意事項**
>
> 1. 如果雙肩都痛，則換邊操作即是。
> 2. 每天可以多做幾次，效果會更好。

1. 趴在床上，肩膀由水平面向後抬舉伸展。
2. 期間肩胛骨向後、向內微縮，慢慢做 10 ～ 15 次為一輪，
   早晚各做一輪。

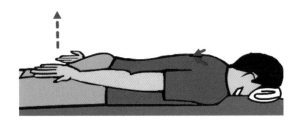

注意事項

1. 肩胛骨向後、向內微縮時操作到可以忍受的範圍為止。
2. 每天只要有多一點點進步即可，多做幾天效果自然會出現。

■ 保養方 4　側躺肩外旋訓練 ‧‧‧‧‧‧‧‧‧‧‧‧‧‧‧‧‧‧‧‧‧‧‧

1. 側躺在床上，患側手握著啞鈴或是裝水寶特瓶。
2. 患側手由內旋位置慢慢轉向外旋，過程中維持手臂靠近
   身體。
3. 做 10 ～ 15 次為一輪，早晚各做一輪。

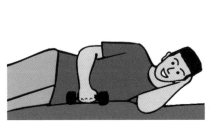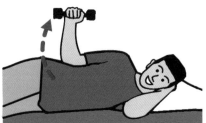

注意事項

啞鈴重量建議 1 公斤重即可，寶特瓶裝水容量在 600 ～ 1000cc 之間即可。

■ **保養方 5** **滑牆運動 (前鋸肌訓練)** · · · · · · · · · · · · · · · · ·

1. 站姿彎曲雙手手肘，前臂頂住滾筒，挺胸不聳肩、微縮小腹，肩膀稍微外旋。

2. 慢慢向上滑動，過程不聳肩、感受肩胛骨前方施力，重複 15 次，做 3 個循環。

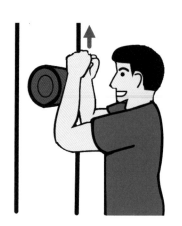
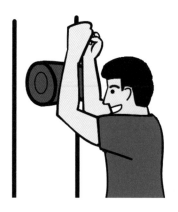

肩夾擠理學檢查

　　Hawkins test、Neer sign、Yucom test 都是用於檢查肩夾擠症候群的理學檢查,從而制定適當的治療計劃。

1. Hawkins test(霍金斯測試)

檢查方法
測試者將被檢查者的肩關節屈曲至 90 度,並向內轉。在這個姿勢下,如果被檢查者有肩關節內疼痛,則測試呈陽性反應。

2. Neer sign(尼爾徵象)

檢查方法
測試者將被檢查者的肩關節前方被動抬舉(屈曲),過程大拇指向下(內旋),如果這個動作引起肩關節的疼痛,則測試呈陽性反應。

3. Yocum test(尤昆測試)

檢查方法
患者將手臂上舉到水平位置,然後由測試者用手輕輕向下壓迫患者的手臂。如果這個動作引起肩關節的疼痛,則測試呈陽性反應。

李醫師復健保養小教室

為什麼拿後座東西肩膀會痛？

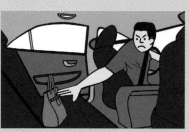

🚫安全帶沒解開，不利胸椎活動易駝背，導致肩膀內旋上舉，容易造成夾擠，拿東西自然會痛。

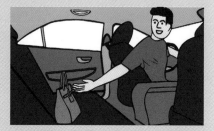

■解開安全帶，讓胸椎與肩胛骨可充分活動，就不會駝背，肩膀伸出時保持外旋，拿東西時就不會痛了。

Part 2

【脊椎】

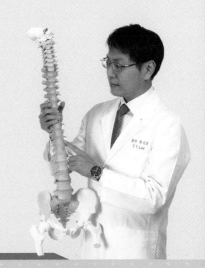

頸、脊、背、腰

頸源性頭痛
和偏頭痛不太一樣

門診來了一個患者，一坐下來就說：「醫師，我要拉脖子」

我：「等一下，你是說徒手治療的拉脖子，還是機器牽引的那種？」

患者：「就是我去醫院檢查，發現有頸椎的問題，所以醫師叫我到診所來拉脖子」

我：「原來如此，我看到你健保雲端的 X 光片了，一開始是哪邊不舒服？」

患者：「我一開始是頭痛，去了醫院的神經內科，做了很多檢查，醫師查到後面說我這個頭痛應該是頸椎問題，所以叫我來復健。」

我：「OK，如果神經內科醫師看過也檢查過我就比較放心了，來幫你評估一下。」

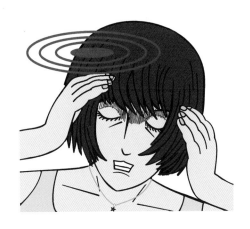

認識頸源性頭痛

頸源性頭痛（Cervicogenic headache）是一種相對罕見但卻常見於女性的頭痛問題。它通常呈現單側性，最初的症狀是脖子疼痛延伸至枕葉和顳葉區域，即頭部後外側疼痛，並常伴隨著脖子僵硬的感覺。對於診斷頸源性頭痛，有以下標準：

- 疼痛的源頭是脖子，延伸至頭臉部。
- 必須有頸部疼痛的證據，例如頸部神經阻斷後症狀改善。
- 成功治療頸部疼痛後，頭痛應在 3 個月內得到緩解。

到目前為止認為，頸源性頭痛與頸椎 1 ～ 3 節的頸椎神經壓迫、骨刺、軟組織問題有關。雖然疼痛程度通常是中度到強度，但並不會表現為劇烈或搏動感。

症狀與診斷

頸源性頭痛係因頸部疾患（神經壓迫、肌肉、關節）

而導致的頭痛，女性較常出現。一般會先有頸部疼痛、或活動不順，衍生為單側枕顳葉（頭部後或外側）沒有搏動感的中高度疼痛。疼痛一般不會向另一側擴散。

症狀與診斷方面，通常依賴於病史詢問和理學檢查，並可以輔助使用影像學進行診斷。基本上，頸部治療成功後，頭痛症狀應該會得到改善。

治療與用藥

治療頸源性頭痛時，標準的處理方式是物理治療，包括徒手治療、儀器治療和伸展運動等。大多數情況下，這些治療方法都能有效緩解症狀。如果症狀持續存在，針灸、注射治療可能是合適的選擇，而手術則很少需要。

DIY 保養方

■ 保養方 1　提肩胛肌伸展

1. 肩頸放鬆，頭擺正。
2. 頭轉向一邊約 45 度，稍微低頭，同側手緩緩將頭拉到緊繃感後維持 15 秒，此為一次，做 3 ～ 5 次為一輪。
3. 在能夠承受範圍之內，每天持續做幾輪，效果自然顯現。

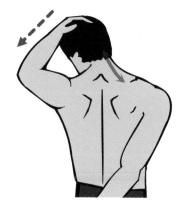

■ 保養方 2　上斜方肌伸展 ·

1.　肩頸放鬆，頭擺正，目視前方。

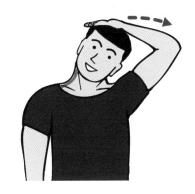

2.　一手舉高，緩緩將頭拉向同側，到緊繃感後停止，維持 15 秒，此為一次，做 3～5 次為一輪。

3.　在能夠承受範圍之內，每天持續做幾輪，效果自然顯現。

李醫師復健保養小教室

頸源性頭痛和偏頭痛的異同

頸源性頭痛和偏頭痛是兩種不同的頭痛類型，雖然它們都可能引起頭痛，但其發病機制、症狀和治療方式有所不同。列表如下說明：

	頸源性頭痛	偏頭痛
發病機制	這種頭痛是由於頸部結構問題引起的，通常是由頸椎的神經壓迫、肌肉緊張或關節問題所導致的。頸部疼痛可以輻射至頭部，尤其是枕葉和顳葉區域。	偏頭痛是一種神經性頭痛，其發病機制更加複雜，可能涉及神經傳遞物質的變化、血管擴張和神經過度興奮等因素。也跟基因有關
症狀	最初的症狀通常是脖子疼痛，延伸至頭部後外側，可能伴隨脖子僵硬的感覺。頭痛通常是單側的，並且可能伴隨頸部疼痛或不適。	偏頭痛通常是搏動性的，可以發生在頭的任何一側，並且可能伴隨光、聲敏感，以及噁心和嘔吐等症狀。
診斷治療	診斷上需要注意頸部疼痛的證據，可以通過病史詢問和理學檢查進行診斷。治療通常包括物理治療、徒手治療和伸展運動等方式。	偏頭痛的診斷需要專科醫師依據診斷指引認定，治療以藥物為主，分為急性處理以及預防性治療，此外也有替代療法，如認知行為治療、放鬆訓練等

總的來說，頸源性頭痛與頸部結構問題相關，而偏頭痛則與神經和血管功能異常有關。診斷和治療上的區別有助於確保患者得到最適當的照護。

顳顎關節疾患
卡到你懷疑人生

「我開口都會有聲音，而且這個地方都會痛，吃蘋果等硬的東西更明顯」患者坐下來就指著自己臉部側面的顳顎關節說道。

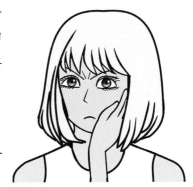

患者接著說：「我先去看了牙醫，他評估過後建議我先來復健看看。」

我：「瞭解，有聲音的話，比較擔心是關節病因，當然也要排除是否也有肌肉的問題，我先幫你評估一下。」

患者：「我想問一下，復健要做什麼啊？」

我：「如果是肌肉類型的，可以做一些運動、伸展，或徒手治療跟儀器，處理一下有問題的關節或不平衡的肌肉。」

患者：「顳顎關節也可以做運動嗎？不會更痛嗎？」

我：「所以要先鑑別診斷不舒服的原因是什麼，如果嚴重一點還可能需要注射治療呢！」

認識顳顎關節疾患

今天我們要介紹的是顳顎關節疾患，這是一種常見於 20 到 40 歲女性的問題。有趣的是，儘管有 60 到 70％的人可能有顳顎關節的輕微症狀，但只有約 5 到 12％的人會主動尋求治療。因此，提醒大家，如果有不適感，務必尋求專業協助！

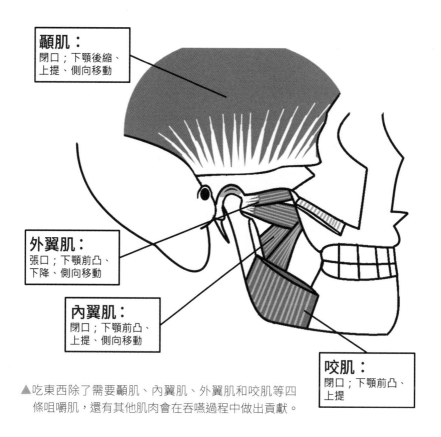

顳肌：
閉口；下顎後縮、上提、側向移動

外翼肌：
張口；下顎前凸、下降、側向移動

內翼肌：
閉口；下顎前凸、上提、側向移動

咬肌：
閉口；下顎前凸、上提

▲吃東西除了需要顳肌、內翼肌、外翼肌和咬肌等四條咀嚼肌，還有其他肌肉會在吞嚥過程中做出貢獻。

症狀與診斷

顳顎關節疾患的症狀大致可分為幾種：

症狀	說明
疼痛	通常表現為悶痛。肌肉病因活動時可能會感到疼痛 (非絕對)。關節病因可能會感覺到壓痛 (非絕對)。
活動不利	張口、閉口可能引發疼痛，偶爾也會伴隨頭痛、暈眩和耳鳴。前凸、後縮、側向移動困難。正常情況下應該能夠張開超過三指的寬度。
脫位	下顎髁脫離關節窩，造成難以閉口。
關節聲音	例如喀一聲或卡卡聲，多半是由關節病變引起。

常需要跨領域合作，一般為臨床診斷磁振造影（MRI）是主要影像學檢查，而 X 光、超音波和電腦斷層（CT）則可以輔助診斷。

治療與用藥

治療常需要多專業合作 (牙醫師、西醫、中醫、物理治療、語言治療、營養師、心理師、口衛師)

治療方法包括認知行為改善、衛教、習慣調整、壓力緩解、物理治療、藥物治療、注射治療和手術治療。

✎ DIY 保養方

■ 保養方 1　下顎側向等長阻抗運動

1. 呈坐姿，上半身放鬆，稍微挺胸勿駝背。

2. 將掌根置於下顎外側咬肌處（咬緊會鼓起的地方），緩緩給予向內的阻抗力道，同時下顎給予向外對抗的力量，維持 5 秒左右，重複 5 次。

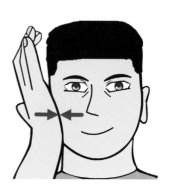

> **注意事項**
>
> 1. 左右咬肌皆可做。
> 2. 過程中，下顎是維持在原位，沒有位移的。
> 3. 本動作僅供參考，如有問題請尋求專業協助。

■ 保養方 2　下顎閉口等長阻抗運動

1. 呈坐姿，上半身放鬆，稍微挺胸勿駝背。

2. 稍微張口，將 2 ～ 4 指輕輕置於下排牙齒處，緩緩給予向下的阻抗力道，同時下顎給予向上對抗的力量，維持 5 秒左右，重複 5 次。

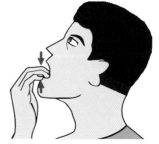

1. 過程中，下顎是沒有位移的。
2. 本動作僅供參考，如有問題請尋求專業協助。

■保養方 3　下顎後縮等長阻抗運動 ．．．．．．．．．．．．．．．．．

1. 呈坐姿，上半身放鬆，稍微挺胸勿駝背。
2. 將掌根輕輕置於下顎前側（下巴），緩緩給予後縮的阻抗力道，同時下顎給予前凸的力量，維持 5 秒左右，重複 5 次。

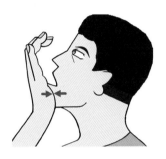

1. 過程中，下顎是沒有橫向位移的（偏左或偏右）。
2. 本動作僅供參考，如有問題請尋求專業協助

頸椎小面關節疾患
一直滑手機好不了！

「醫師我脖子痛好久了，外面牽引也拉了好久，也做了徒手治療，但是總是症狀好好壞壞！」患者一進門就連珠砲般訴說著自己的症狀

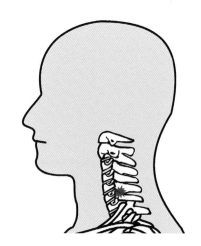

我：「痛會牽連到手臂或手指上嗎？或是會麻嗎？我調一下你健保雲端的 X 光看看」

患者：「是不會，但是就是轉頭或是後仰的時候會卡卡的，還會痛。」

我：「從症狀跟 X 光看來，你比較像是頸椎小面關節疾患所導致的痛，說實話，你之前做的牽引跟徒手治療也是合理的。」

患者：「那為什麼沒有效？」

我：「因為小面關節痛算是一種退化問題，本身就需要比較長的治療時間，而且如果姿勢不對，比如長時間滑手

機、用電腦，就更難好了，如果要快一點是可以考慮超音波導引注射。」

患者：「如果不想打針，有其他的選項嗎？」

我：「可以在復健的基礎上，加上藥物跟運動治療，再教你做一些居家運動哦！」

認識頸椎小面關節疾患

頸椎小面關節的退化主要是由於年齡增長和不良姿勢所導致，這會導致關節的發炎、軟骨磨損以及骨刺的形成，進而引發慢性頸部疼痛，這是一個非常常見的問題。

頸椎小面關節疾患是造成頸椎疼痛的一個常見原因，通常被稱為頸椎退化。估計有三到五成的慢性頸椎痛與這個問題有關，儘管不是每個人都會出現症狀。頸椎小面關節的主要功能是在肌肉的作用下，完成頸椎的屈曲（低頭）和伸展（仰頭）動作，同時也提供穩定的支撐作用。然而，疼痛通常是由於關節退化引起的發炎和軟骨磨損所致。

一般來說，治療效果還不錯，但需要注意避免不良姿勢和長時間使用電子產品，以免引起症狀的反覆發作。

症狀與診斷

常見的症狀包括慢性肩頸疼痛，通常會放射至肩頸和肩胛骨，但不會延伸到手臂或手指。一般來說，這種情況可以通過臨床檢查進行診斷，並且可以進一步安排 X 光、CT

掃描或 MRI 檢查以確定是否存在滑脫、椎間盤問題或神經壓迫。診斷的黃金準則是進行神經根內側枝阻斷。

治療與用藥

治療方法包括消炎止痛藥物、物理治療、徒手治療和運動治療，其中運動治療旨在加強胸椎活動度並改善不良姿勢。對於一些需要進一步治療的患者，侵入性治療方法包括神經阻斷、增生治療、射頻燒灼術甚至手術治療可能是必要的。

DIY 保養方

■ 保養方 1　Y to W 運動

1. 成趴姿（瑜伽墊、臥推椅、床上）、坐姿（上半身可向前傾斜）或站姿，挺胸，將手伸直「Y」字型，不聳肩、微縮小腹。

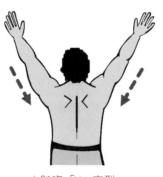
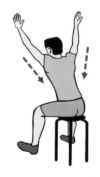

▲趴姿「Y」字型　　　▲坐姿「Y」字型

2. 手慢慢彎下來如「W」字型。過程不聳肩、肩胛骨向內夾緊，維持 3 秒後回到「Y」字型，重複 10 ～ 15 次為一輪，做 3 輪。

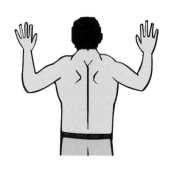

▲趴姿「W」字型　　　　　▲坐姿「W」字型

■ 保養方 2　徒手治療與頸部伸展 ·············

1. 上斜方肌伸展：一手跨到頭部另一側，緩緩將頭拉向同側伸展到緊繃感停住，維持 15 秒，每天做 3 ～ 5 次。
2. 提肩胛肌伸展：一手抬高，手肘彎曲，另一手跨到頭另一側，緩緩拉向同側斜前方 45 度，感受到緊繃感停住，維持 15 秒，每天做 3 ～ 5 次。

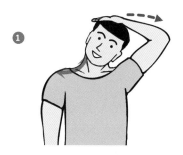
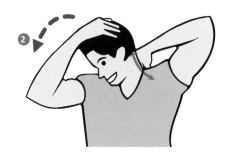

上交叉症候群
超超超常見

醫師示範保養 DIY 影片

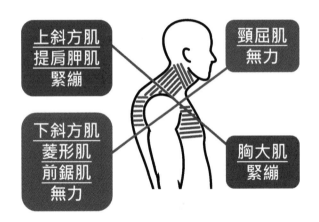

來了一個患者：「醫師，我肩頸痛了好久，之前做了好幾種治療都沒改善，最近連肩膀抬起來會有點卡卡的，『某個』角度很痛。」

看著他精壯的上半身與典型的圓肩，其實我心裡已經有數。評估跟超音波檢查後，請他做一點姿勢的矯正（挺胸）後，我說：「你現在肩膀往上抬抬看」

患者：「好神奇哦！比較不會痛了耶，嗯，根本不會

痛了耶，是不是我伏地挺身做太多了啊？」

　　我：「要這麼說，也算是啦！我先教你做幾個矯正與伸展運動，未來日常生活要注意一下姿勢，健身時要加強下斜方、菱形肌的訓練哦！」

✎ 認識上交叉症候群

　　門診中，我們遇到患有上交叉症候群的患者真的相當多。這種症候群通常與肌肉力量失衡、肱骨前移、以及胸椎和肩胛骨的活動度有關，這些都與我們的姿勢和肌力息息相關。因此，我們提出以下幾點建議：

電腦螢幕

　　將螢幕上緣調整到與眼睛平行，並確保螢幕中心點約位於視角 20 度左右，這樣可以減少頸部和眼睛的疲勞感。

鍵盤和滑鼠位置調整

　　當上手臂自然下垂並且手肘彎曲 90 度時，鍵盤和滑鼠的位置應該是最理想的。確保手的位置符合這個標準。

重訓建議

　　除了常見的臥推、划船、深蹲和硬舉之外，我們建議將「臉拉（face pull）」這個動作添加到您的固定訓練菜單中。這個動作可以訓練中下斜方肌和菱形肌，從而改善駝

背、圓肩和肩膀卡卡的問題。

放鬆運動

在重訓後或長時間使用電腦後，建議做一些胸大肌和闊背肌的放鬆運動。對於已經有圓肩問題的人來說，也可以加入 Y ～ W 矯正運動。

最後，我想提一句，我在製作衛教圖四年多來，上交叉症候群的圖片是最常用到的。希望大家看完後都能遠離疼痛。

症狀與診斷

上交叉症候群通常是由於長期保持不良姿勢或肌力失衡所導致的。這種症候群與胸大肌、上斜方肌、提肩胛肌的緊繃，以及頸屈肌和下斜方肌等背部肌肉無力有關。常見的症狀包括肩頸痠痛、外觀駝背、圓肩、烏龜頸，甚至可能出現手麻和肩膀疼痛的情況。

治療與用藥

通常情況下，上交叉症候群的診斷是通過臨床診斷進行的。治療主要依賴於物理治療，特別是加強無力的肌肉，放鬆緊繃的肌肉。對於較為嚴重的情況，可能需要藥物或注射治療。

DIY 保養方

■ 保養方 1　調整辦公室配置

　　讓肩膀自然下垂，不駝背低頭，手肘彎曲 90 度，文件可用立架，筆記型電腦外接鍵盤滑鼠螢幕。

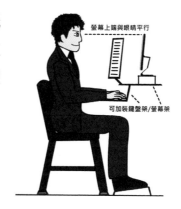

螢幕上端與眼睛平行

可加裝鍵盤架/螢幕架

■ 保養方 2　闊背肌伸展

　　身體前彎，手臂伸展放在椅子上，維持身體呈直線，軀幹「緩慢往下壓」，維持 20 秒，伸展到會緊但不會痛的程度，做 5 組。

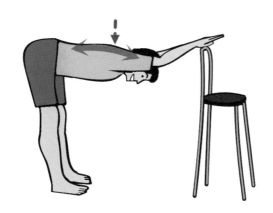

■ **保養方 3** **胸大肌伸展** ·

在牆角弓箭步站立,兩前臂貼在牆上,身體打直前傾(勿彎腰),維持 20 秒,伸展到會緊但不會痛的程度,做 5 組。

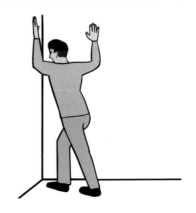

■ **保養方 4** **Y to W 運動** ·

1. 成趴姿(瑜伽墊、臥推椅、床上)、坐姿(上半身可向前傾斜)或站姿,挺胸,將手伸直「Y」字型,不聳肩、微縮小腹。

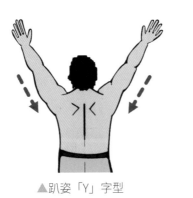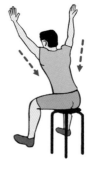

▲趴姿「Y」字型　　　　　　▲坐姿「Y」字型

2. 手慢慢彎下來如「W」字型。過程不聳肩、肩胛骨向內夾緊，維持 3 秒後回到「Y」字型，重複 10 ～ 15 次為一輪，做 3 輪。

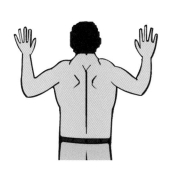

▲趴姿「W」字型

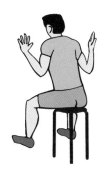

▲坐姿「W」字型

頸部椎間盤突出症
要注意姿勢

　　這次的個案是一位美女牙醫，因為工作的關係需要長時間低頭。

　　她：「李醫師，我在外院其實有檢查過磁振造影了，第五第六節頸椎都有突出神經壓迫，外科醫師是跟我說可開可不開，叫我先去復健，但是牽引脖子做了兩個多月好像症狀還是反反覆覆，不知道該怎麼辦？」

　　我：「那除了牽引還有做什麼呢？」

　　她：「還有做雷射、熱敷、電療，自費徒手也做了好幾次，其實是有改善一點啦，但有時候還是會有麻痛，從脖子電到手的感覺。」

　　我：「這樣子啊，那你有做一些運動嗎？」

　　她：「對對對，我忘記跟你說，我自己有在上瑜伽課，其實做完感覺會緩解，不過一個禮拜只有上一次課而已。」

　　我：「其實可以增加運動頻率，效果會更好哦！」

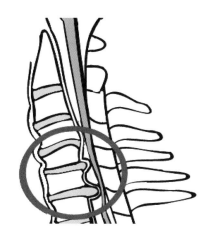

✎ 認識頸部椎間盤突出症

頸椎間盤突出症主要是因為椎間盤的髓核（nucleus pulposus）由於長期姿勢退化等原因而逐漸脫水，導致失去彈性並膨出、突出，甚至脫出、遊離，進而造成局部發炎或神經壓迫。此疾患一般常見於 50 至 60 歲年齡層，且女性比男性更容易罹患。

這是一個令人困擾的問題，通常伴隨著肩頸疼痛疾患，如小面關節疾患、斜角肌夾擠、肌筋膜疼痛等。過去的研究指出，保守治療（非手術治療）的效果良好，75％至 90％的患者可以得到緩解。

提醒大家要注意姿勢，不要駝背（曲痀 khiau～ku）、減少低頭滑手機，另外一點要注意的是，即使磁振造影發現椎間盤突出，疼痛的來源也不一定就是椎間盤，還是要鑑別診斷，所以我一般會建議雞尾酒保守治療（姿勢調整、運動、伸展、儀器治療、藥物治療、注射治療）做 2～3 個

月看看，改善的機會是不小的，若是不用開刀就賺到了呢！

症狀與診斷

常見症狀是肩頸疼痛、痠痛、麻痛，合併向肢體方向的放射痛，脊椎第五、六節常合併肩胛骨附近的疼痛，高位的椎間盤突出可能合併頭痛，嚴重的個案還會有肢體無力的情形。

常見的診斷方法包括進行壓頂測試（Spurling test）等理學檢查，以及磁振造影（MRI）的檢查，後者是診斷的黃金標準。

治療與用藥

治療與用藥方面，大多數患者（75 至 90%）可以透過非手術治療獲得改善。非手術治療方法包括短期一週內使用頸圈、避免不良姿勢、以及藥物治療、運動治療、物理治療、注射治療等方法。

DIY 保養方

■ 保養方 1　**縮下巴運動** ‥‥‥ ❶

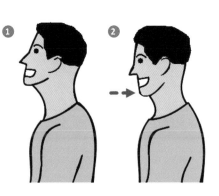

1. 向後稍夾背，水平向後縮下巴，讓耳朵與肩線平行。
2. 過程挺胸不聳肩，不低頭，小腹微縮，維持 10 秒，重複 5 到 10 次。

1. 成趴姿（瑜伽墊、臥推椅、床上）、坐姿（上半身可向前傾斜）或站姿，挺胸，將手伸直「Y」字型，不聳肩、微縮小腹。

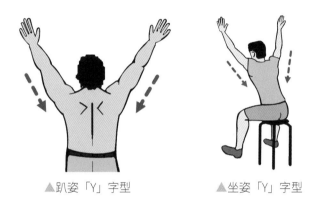

▲趴姿「Y」字型　　　　　▲坐姿「Y」字型

2. 手慢慢彎下來如「W」字型。過程不聳肩、肩胛骨向內夾緊，維持 3 秒後回到「Y」字型，重複 10 ～ 15 次為一輪，做 3 輪。

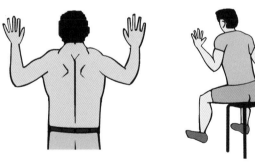

▲趴姿「W」字型　　　　　▲坐姿「W」字型

■ **保養方 3** **徒手治療與頸部伸展** ·

1. **上斜方肌伸展：**一手跨到頭部另一側，緩緩將頭拉向同側伸展到緊繃感停住，維持 15 秒，每天做 3 ～ 5 次。

2. **提肩胛肌伸展：**一手抬高，手肘彎曲，另一手跨到頭另一側，緩緩拉向同側斜前方 45 度，感受到緊繃感停住，維持 15 秒，每天做 3 ～ 5 次。

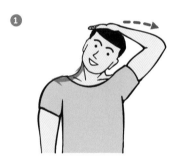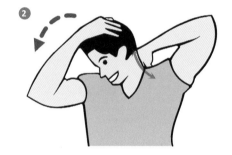

■ **保養方 4** **儀器物理治療** ·

牽引治療等。

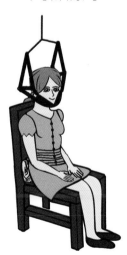

膏肓痛
真會病入膏肓！？

　　左傳記載，春秋時晉景公夢到一個厲鬼向他索命，厲鬼破壞大門和寢室的門，闖了進來，晉景公很害怕，逃進房間內，厲鬼又破壞窗戶闖入，晉景公睡醒後，召見桑田一位巫師前來，問他的看法。

　　巫師說：「主公怕是吃不到明年的新麥了。」（白話一點：你明年死定了）

　　之後晉景公就生病了，向秦國求良醫，於是秦桓公派醫師「緩」前來為景公治病。在緩還沒到達之前，景公夢見疾病化成兩個小孩，其中一個說：「緩是個良醫，我怕會受到傷害，要逃到哪裡才好？」另一個就說：「只要躲到心臟下、橫隔膜上的部位（肓之上，膏之下），他就奈何不了我們。」

　　等緩到了晉國，診視過景公的病情，說：「病已經侵入心臟和橫隔膜之間的部位，不管服用藥物或是針灸，藥力都無法到達，所以這個病是治不好了。」

　　晉景公：「你真是個良醫！」於是送了許多貴重的厚

禮給醫師，派人送醫師回去。

　　一晃眼到了六月，新麥收成了，晉景公想吃麥子，請農人獻給他，請人把麥子煮熟，再把桑田的巫師叫來：「你看看，我這不是可以吃新麥了嗎？」秀麥子給巫師看後就把他殺了，殺完巫師後，晉景公正要吃麥子前突然肚子漲，跑去上廁所竟然掉到糞坑裡死了。（神結局！）

認識膏肓痛

　　膏肓痛，或在台語中被稱為「koo-bông thàng」，指的是肩胛骨內側的慢性肌筋膜疼痛。這種疼痛通常與上交叉症候群和頸背部神經壓迫有關，同時也與現代人長時間使用手機、電腦以及不良的姿勢息息相關。

　　膏肓痛一般是指上背部的肌筋膜炎，涉及斜方肌、菱形肌和提肩胛肌，或者與肩頸放射痛和神經壓迫有關。在臨床上，中下斜方與菱形肌本身的問題相對較少見，而大多數情況下是由上交叉症候群引發的疼痛，這包括胸大肌緊繃和深頸屈肌無力。

症狀與診斷

　　會在肩胛骨內側、上背部疼痛，有時會放射到肩頸或肩胛骨周圍，如下圖。診斷則以一般臨床診斷即可，還可搭配X光檢查。

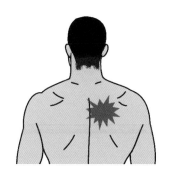

治療與用藥

　　治療方面，復健、針灸、小針刀乾針和增生療法都是有效的處理方法。通過伸展菱形肌可以改善症狀，同時也建議改善日常生活和工作中的姿勢，以預防膏肓痛的發生。

DIY 保養方

■ **保養方** **菱形肌伸展** ·

1. 坐姿下將雙手由外向內，向前延伸到上背部緊繃後，十指交扣，感受到上背部緊繃，維持 30 秒，重複 3 次。
2. 雙手交叉下，雙膝呈跪姿，腹肌收縮將上背拱上去（頭部自然向下），到上背部緊繃後，維持 30 秒，重複 3 次。
3. 雙膝呈跪姿，單手撐地，另一手在骨盆不動的前提下，穿向身體另一側，且肩膀靠地，感受上背部緊繃後，維持 30 秒，兩側交替，重複 3 次

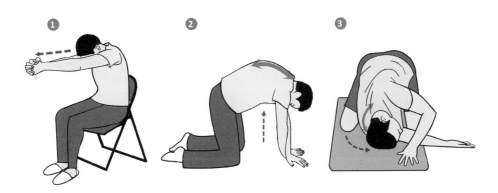

姿勢性駝背
有如國民運動！

連假的時候，一個媽媽帶著讀大學的兒子過來：「我兒子連假從北部回來，你幫我看看他，駝背很嚴重耶！感覺上大學後更嚴重了，是不是太常玩手機了？」

兒子（臉上寫著寫著滿滿的我沒事）：「媽～我沒有很常玩手機啦！」

評估完後，我：「他這個應該是姿勢性駝背而已，伸展緊繃的肌肉，強化無力的背肌應該就可以了。」

媽媽：「太好了，另外，醫師，我看到附近藥局有廣告說，穿八字肩帶可以改善駝背，有需要買給他嗎？」

我：「照目前的醫學實證，我會比較建議做一些運動訓練啦，八字肩帶或許有一點矯正效果，但是像台灣那麼熱，要每天穿也很不舒服耶」

認識姿勢性駝背

姿勢性駝背多半是因為工作、生活中長期累積的不良姿勢引起胸肌、上斜方肌緊繃、豎脊肌等背肌無力而導致。

同時，文獻還顯示，8字肩帶可以短暫改善做抬肩運動時胸小肌被拉長與肩胛骨前傾的狀態，也可以改善工作時的肌肉骨骼不適，但缺乏長期可以矯正駝背的實證。

症狀與診斷

經常會有肩頸痠痛、腰痠背痛、膏肓痛等症狀，而且外觀上往往會給人垂頭喪氣、無精打采的印象。

除了臨床上可以直接診斷，或是安排 X 光評估是否有脊椎問題。

治療與用藥

以運動治療、物理治療為主，還可適當使用輔具。因為許多研究也發現，運動治療可以有效改善姿勢性駝背。根據我個人的復健與職業醫學背景，我提出以下建議：

如果僅僅依靠8字肩帶改善駝背，長期來看不太可能成功，因此運動改善駝背是更為實際的方法。

對於需要長時間低頭工作的人，例如牙醫、顯微鏡生產線工人，可以考慮暫時穿戴8字肩帶，但仍應該進行運動來改善駝背。

對於駝背、肩頸痠痛的人因危害，從工業安全的角度，除了消除、取代（例如 AI 機器人取代牙醫），上策還是改變檯面高度、檯面角度等「工程改善」。再來才是管理改善，像是做運動、伸展、適當休息。最後才是用8字肩帶這種防護具。

╱DIY 保養方

■保養方 1　肩部暖身運動（Y to W）．．．．．．．．．．．．．

1. 躺在 15 公分高的枕頭或毛巾
捲上，雙手掌心朝前，上抬
如「Y」字型，過程稍微內收
肩胛骨。

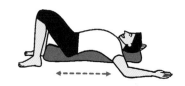
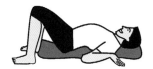

2. 雙手維持掌心朝前，肩膀向
下彎，手肘彎曲如「W」字
型，過程稍微內收肩胛骨，
重複 15 次。

■保養方 2　收下巴運動 ．．．．．．．．．．．．．．．．

1. 呈坐姿，挺胸，內收肩胛骨（夾背）。
2. 水平向後縮下巴（讓耳朵跟肩線平行），維持 10 秒，
做 5 次。

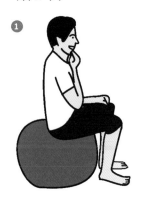
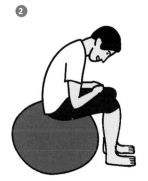

過程挺胸、不聳肩、不低頭，小腹微縮。

■ 保養方 3　肩胛骨與胸椎活動 · · · · · · · · · · · · · · · · · · ·

1. 呈躺姿，躺在 20 公分高的枕頭（毛巾捲）上，手掌置於後腦杓，手肘彎曲。

2. 如圖手臂向外開展，期間肩胛骨交替收縮與放鬆，重複 15 次。

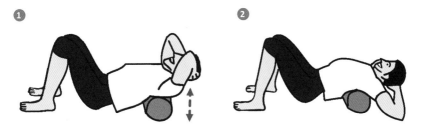

■ 保養方 4　趴姿 W-T-Y 運動 · · · · · · · · · · · · · · · · · · ·

1. 趴在 25 公分高的瑜伽磚上。

2. 夾背，肩胛骨內收如「W」字型。

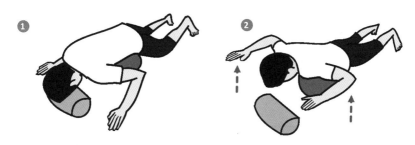

3. 手肘伸直如「T」字型。

4. 手臂逐漸向前上方延伸如「Y字型」，向外開展。期間肩胛骨維持收縮，重複 15 次。

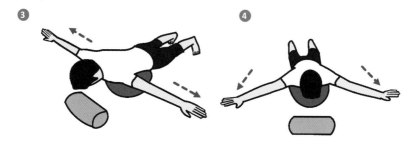

> 注意事項
>
> 瑜伽磚有好幾個不同高低的面，可以轉動找到適合的高低。

■ 保養方 5　胸椎緩和運動

1. 如圖坐姿抱膝，嘗試延伸頸部、上背部到有點緊繃約 10 秒。

2. 接著輕鬆開展雙臂，重複 5 次。

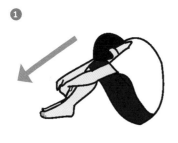
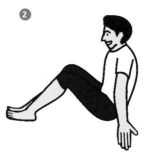

脊椎側彎
父母需要擔心嗎？

這天門診一個媽媽帶著讀高中的女兒過來，問道：「醫師，我發現女兒有高低肩，帶去大醫院檢查發現有脊椎側彎，我有帶光碟片過來，想聽聽看你的看法。」

看過光碟片，做完臨床評估後，我跟媽媽說：「她確實是有脊椎側彎哦，屬於向右的 C 型側彎，彎曲的頂點是第八節胸椎，角度是 22 度，這樣可以先做運動看看，我先幫你安排物理治療」

媽媽（露出困惑的表情）：「跟大醫院醫師講的差不多，那還會繼續惡化嗎？」

我：「從骨盆的骨化程度看來目前脊椎已經接近成熟，惡化機率是低的，只要繼續配合治療就可以了」

媽媽聽了這才放下心來。

認識脊椎側彎

脊椎側彎是未成年最常見的脊椎問題之一，約有 1 ～

3%的青少年會受到影響。然而，僅有極少數（約 0.1％）的患者需要接受手術治療。通常情況下，脊椎側彎並不會出現明顯的臨床症狀，患者可以正常參與體育活動。往往是家人注意到姿勢異常，如高低肩、脊椎或骨盆的歪斜，才會發現患者可能存在脊椎側彎。除此之外，只有少數患者會出現背痛等症狀。

症狀與診斷

一般來說，診斷脊椎側彎需要進行 X 光檢查，以評估全脊椎的情況並進行追蹤觀察，尤其 Cobb angle（柯氏角）是評估脊椎側彎程度的指標。它是上下兩個最傾斜椎體斜面的交角，當這個角度 ≥ 10 度時，才被視為脊椎側彎，如右圖。

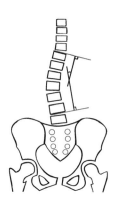

在理學檢查中，包括以下幾個方面：

視診、觸診

可能會觀察到高低肩的不對稱現象，以及骨盆的歪斜情況，如右圖。

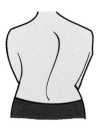

亞當前彎測試

進行前彎動作至 90 度，若發現上背高度不一致，則為陽性反應。此測試通常會搭配側彎計進行評估，如右圖。

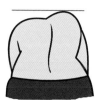

治療與用藥

治療主要依據彎曲角度，輔以骨化程度決定，以下列表說明：

彎曲角度	治療原則
<10 度	一般無需處理
10～25 度	物理治療、運動治療、規律追蹤
25～40 度	背架、物理治療、運動治療、規律追蹤
>40 度	須考慮手術積極處理

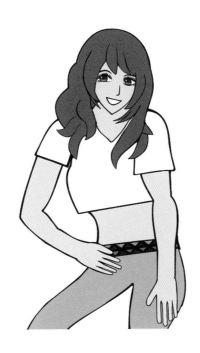

脊椎側彎 Q & A

跟大家介紹脊椎側彎中最常見的原發性青少年脊椎側彎（adolescent idiopathic scoliosis, AIS），順便提供一些 Q & A。

Q1. 脊椎側彎是因為姿勢不良造成的嗎？

A 目前青少年原發性脊椎側彎的原因不明，部分跟遺傳有關，比較常見於女生，向右彎較多；至於姿勢不良，除非有極大的不良姿勢暴露（從小挖礦）或是先天神經肌肉骨骼疾病（如腦性麻痺、長短腳等），不然原發性脊椎側彎還是比較常見。

Q2. 脊椎彎就是脊椎側彎嗎？

A 醫學上脊椎側彎的定義要大於 10 度才算（10 度以內算正常），而且要經過 X 光確認角度、類型、頂點，所以用摸的、用看的都不準確哦！

Q3. 脊椎側彎成年後可以「撨（tshiâu）」回去嗎？

A 除非開刀矯治，不然不論是用徒手撨（tshiâu）或是用機器牽引，成年後的脊椎側彎是沒辦法硬拗（ngē-áu）回來的。

Q4. 不想開刀，成年後的脊椎側彎就沒救了嗎？

A 脊椎側彎確實會增加背痛、坐骨神經痛、下肢疼痛、心肺疾患的風險，但成年後積極地做好體重管理跟規律的（核心）運動訓練，仍然可以維持良好的生活品質哦！

閃到腰
痛到如生孩子

　　上禮拜來了一個體型壯碩的大哥，從走進診間就是一跛一跛的，要坐到椅子上時更是要深吸一口氣，彷彿痛到要生小孩了。

　　大哥：「醫師我三天前搬貨閃到腰，本來覺得還好，拿起家裡的吊膏隨便貼貼，今天早上很冷，一起床痛得不得了，不但腰痛，現在連背部、屁股、大腿、小腿都痠痛得不得了，該不會是椎間盤破掉了吧？」

　　仔細評估後，發現大哥的肌筋膜皆處於極度緊繃疼痛的狀態。

　　我：「大哥你這個是典型閃到腰的併發症啦，可能本來是腰方肌小扭傷不礙事，但是可能沒有適當休息與伸展，加上繼續搬重才會變這樣，我趕快幫你處理一下囉！

認識閃到腰

　　閃到腰，又稱**機械性背痛**或**非特異性下背痛**，是一個

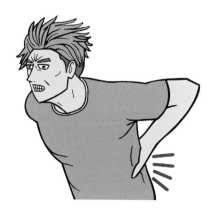

極為常見的問題，通常與小面關節扭傷、核心肌群扭傷（如豎脊肌和腰方肌）有關。其主要症狀是腰痛，有時可能會放射到臀部或大腿，但通常不會導致坐骨神經痛或腿部無力。大多數情況下，症狀會在 1 至 3 個月內有所改善。

症狀與診斷

通常，閃到腰的診斷可以透過臨床診斷確定，而 X 光檢查則可能導致過度診斷，甚至帶來不必要的焦慮。

治療與用藥

對於閃到腰，治療的方法多樣。

一般建議盡量維持原本日常活動，可減少負重，避免會引起疼痛的動作，短時間休息可能會改變症狀，但醫學實證表明長時間臥床休息不是一個理想的選擇。除了休息之外，護腰、儀器治療和藥物治療也是常見的治療方式。此外，徒

手治療、針灸和注射治療也顯示出一定的療效。對於那些在起身或躺下時會感到腰痛的患者，可以採取代償方式，例如收縮腹部肌肉以鎖住核心，從而改善疼痛症狀。

DIY 保養方

保養要注意生活中久坐、搬運的不良姿勢，並做好體重管理，平常還要養成運動習慣，才可以減少腰痠背痛的機會，並多做以下幾個保養方：

■ 保養方 1　站立側彎伸展

1. （先伸展左側）雙腳先併攏，離牆壁約 30 公分，右手輕扶牆壁，左手高舉，帶動身體側彎。
2. 將右腳向左前方踏出。
3. 臀部向外伸展，停留 15 秒鐘，此為一次，做 3 次。
4. 換右側再做 3 次。

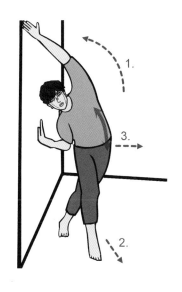

■ 保養方 2　躺姿壓膝伸展

1. （先伸展左側）躺在床上或瑜伽墊上。
2. 左腳彎曲跨到右邊，扭轉腰部，右手輕壓膝蓋，慢慢加

重到臀部與腰部緊繃感，停留 15 秒
鐘，此為一次，共做 3 次。

3. 換右側再做 3 次。

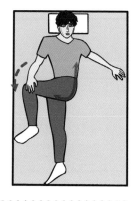

■ **保養方 3　盤腿坐姿伸展** · · · · · · · · · · · · · · · · ·

1. （先伸展左側）盤腿後稍微拱
   背。

2. 左手高舉帶動身體側彎，右手輕
   壓左膝蓋，慢慢加重到緊繃感，
   停留 15 秒鐘，此為一次，共做
   3 次。

3. 換右側再做 3 次。

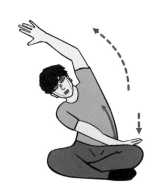

■ **保養方 4　抱膝伸展背肌** · · · · · · · · · · · · · · · · ·

1. 躺姿，膝蓋與髖關節屈曲到
   底。

2. 雙手將膝蓋處抱向身體到腰
   背部緊繃感，停留 15 秒鐘，
   此為一次，共做 3 次。

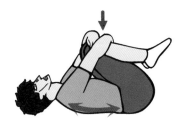

搬運姿勢小撇步

1. 建議採用右圖的深蹲取代左圖的拱背，搬運過程中核心緊繃，
   背打直不拱背（右圖）。

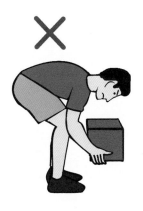 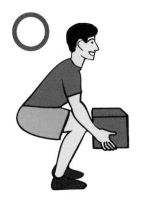

2. 可以採用單腳弓箭步先蹲
   下，利用髖關節帶動下半
   身拿起東西。

3. 也可使用硬舉方式（搬貨時核
   心繃緊，以髖關節為中心抬
   舉）搬東西，才不容易受傷。

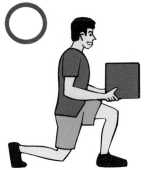 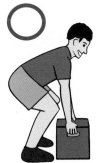

腰椎間盤突出症
廣告上常講的症狀！

有位年輕女性來就診，看起來平時也是運動骹（kha），深蹲硬舉各項重訓都有在做，主訴是左側腰部痠痛，稍微延伸到臀部，在外面醫院已經照過磁振造影（MRI）診斷是椎間盤突出，聽到可能要手術她就有點害怕了，先來找我診療一下，臨床發現直腿抬高試驗（Straight Leg Raising Test, SLRT）陽性。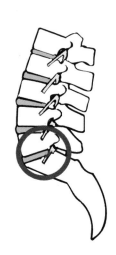

我跟她說：「我想診斷是椎間盤突出沒錯，可以先做雞尾酒復健治療——牽引、運動、伸展加上消炎藥物，其實大部分保守治療是可以改善的，如果效果不理想，再考慮其他治療方法。」

認識腰椎間盤突出症

腰椎間盤突出症是一種相當常見的問題，通常是由於

椎間盤的髓核（nucleus pulposus）因退化與遺傳等原因逐漸脫水，導致失去彈性而膨出、突出，甚至脫出、遊離。

症狀與診斷

症狀與診斷方面，這種疾患的症狀可能是無症狀的，或者表現為背部或下肢麻痛，甚至可能伴隨下肢無力、大小便失禁等情況。這些症狀往往在久坐或彎腰負重時容易誘發。

診斷上，可以通過理學檢查進行直腿抬高試驗（straight leg raising test），以及進行磁振造影（MRI）檢查來確定。MRI 檢查是診斷此疾患的黃金準則。

治療與用藥

治療與用藥方面，大多數患者可以透過非手術治療得到改善。

非手術治療的方法包括體重管理、避免不良姿勢以及各種物理治療方法。

這些物理治療方法包括運動治療、徒手治療、儀器治療（如牽引、低能量雷射等等）。此外，藥物治療以及注射治療（例如硬脊膜下注射）也是常見有效的治療選項。

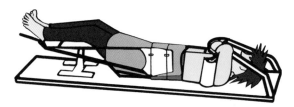

▲儀器物理治療，包含牽引、低能量雷射等等。

⫻ DIY 保養方

■ 保養方 1　橋式運動 ·

1. 平躺屈膝，腳掌踩地，雙手臂平放體側，背部貼

2. 臀部向上抬起，撐住約 5 ～ 10 秒，再慢慢放下，此為
   一次，重複 10 次為一輪，做三輪。

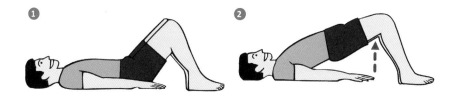

3. 在能夠承受範圍內，可以每天多做幾輪，效果自然顯現。

■ 保養方 2　死蟲運動 ·

1. 平躺雙手舉高，雙腳屈膝舉起，腳尖朝上，大腿和小腿
   呈 90 度垂直。

2. 雙腿 / 雙手交替伸直（不同手腳），不碰地，停頓 1 秒，
   回到起始位置，再換手換腳，過程中腹部核心持續用力，
   此為一次，重複 10 次為一輪，做 3 輪。

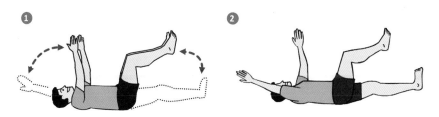

3. 在能夠承受範圍內，可以每天多做幾輪，效果自然顯現。

■ 保養方 3　徒手治療與下肢伸展 ⋯⋯⋯⋯⋯⋯⋯⋯⋯⋯

上：後腿肌伸展。站直，單腳放椅子上，膝蓋伸直，腳踝微
　　背屈，雙手下壓大腿或向腳趾方向伸展，到後腿部緊
　　繃感停住 15 ～ 30 秒，重複 3 次。

下：髂腰肌伸展。前弓後箭步，後腿膝蓋與腳踝微彎。緩緩
　　將軀幹以髖關節為中心向後仰，直到後大腿前側有緊
　　繃感，停留 15 ～ 30 秒，做 3 次。

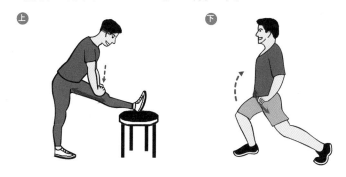

■ 保養方 4　麥氏運動 ⋯⋯⋯⋯⋯⋯⋯⋯⋯⋯⋯⋯⋯⋯⋯

　　趴姿，手部出力慢慢將上半身撐起，慢慢從趴姿到手
肘打直，過程中腰部不出力，且維持骨盆不離地，並在最高
點停留 1 秒，重複 15~30 下。

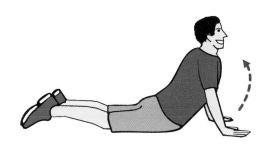

腰椎滑脫
必須分級治療

　　愁眉苦臉的患者：「我五年前就被診斷出腰椎第四第五節滑脫，那時醫師建議開刀，後來我去復健拉腰做了一年多終於改善，想不到解封後出國搬行李後腰部又痛起來，照磁振造影（MRI）發現有椎間盤壓迫到神經。」

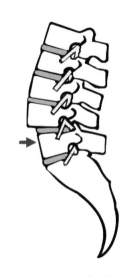

　　看了一下他帶來的 MRI，我問他：「這次醫師應該也建議開刀吧？是第二級的滑脫合併神經根壓迫。」

　　患者：「對啊，後來多問了一位外科醫師也是建議開刀。」

　　我：「瞭解了，那你應該是不想開刀才來找我（os. 因為我不會開刀啊！），看有沒有手術以外的建議對吧？」

　　患者：「沒錯！」

　　我：「一般來講，第一級跟第二級的腰椎滑脫保守治療就可以了，但確實有 10～15% 的患者還是需要手術，所以我們還是努力一下好好運動、減重跟復健囉！」

✍ 認識腰椎滑脫

腰椎滑脫是一種常見的疾病，指的是上下兩節腰椎的錯位情況。其病因主要分為五種類型：退化、島型（椎弓解離）、先天、病理（如癌症）、外傷。其中，第五腰椎／第一薦椎（L5／S1）的腰椎滑脫最為常見，其次是第四五腰椎（L45）。一些風險因素包括年齡、肥胖、女性、小面關節角度較大等。

對於腰椎滑脫，大部分患者（約 75%）屬於第一級，因此手術治療的需求相對較少，通常只要保守治療即可。特別需要提到的是，「島型」腰椎滑脫與退化型有所不同，常見於年輕男性（十幾二十歲），其特點是出現第五腰椎第一薦椎的椎弓解離，且在初期可能並不會有症狀。然而，幸運的是，與退化型相似，這種情況通常不需要立即進行手術治療。

✍ 症狀與診斷

腰痛是腰椎問題最常見的症狀之一，其特點是隨著身體姿勢的改變而加重，可能伴隨坐骨神經痛、下肢麻痛，甚至出現無力感，影響日常活動。為了確診和評估病情嚴重程度，醫生通常會採取以下診斷方法。

磁振造影（MRI）

用於評估椎間盤病變和神經壓迫的情況，提供更詳細的影像信息。

X 光檢查

通常用於腰椎問題的分級評估。根據腰椎椎間隙的縮小程度，可以將患者分為四個不同的級別。以下是根據 X 光檢查結果進行的分級評估表：

分級	說明	圖示
第一級	腰椎滑脫程度小於 25%	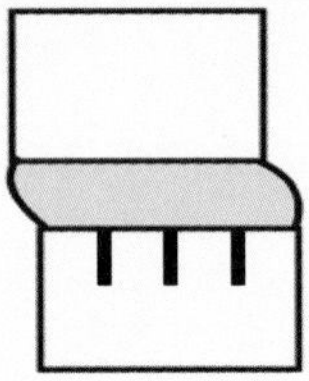
第二級	腰椎滑脫程度在 25%至 50%之間	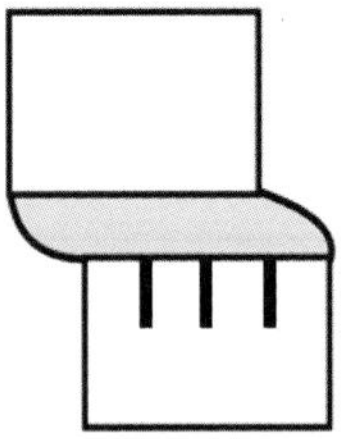
第三級	腰椎滑脫程度在 50%至 75%之間	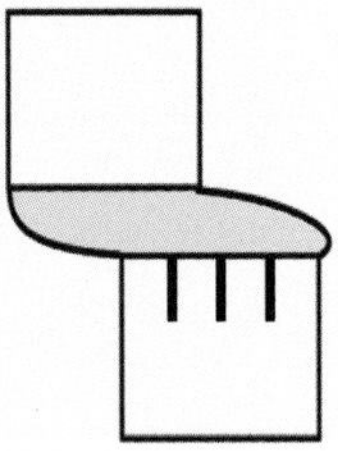
第四級	腰椎滑脫程度大於 75%	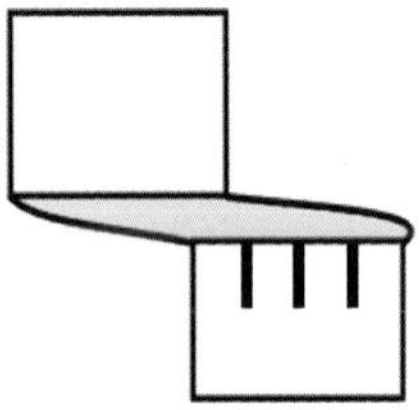

根據分級結果，對於第一和第二級的患者，通常可以採取保守治療方法，但仍有約 10 ～ 15%的患者最終可能需要手術治療。對於第三和第四級的患者，則建議盡快考慮手術治療，以避免進一步的損傷和症狀惡化。

∥治療與用藥

　　對於腰椎滑脫的保守治療包括避免負重活動、管理體重、使用護腰器材、牽引治療、運動治療，如果嚴重情況就要考慮手術治療等幾方面。

　　總之，腰椎滑脫的治療應該根據每個患者的具體情況而定，並且應在醫生的建議下進行。

∥DIY 保養方

■ 保養方 1　**伸展髂腰肌** . . . .

　　找一張桌子或床，將要伸展的腿部平伸上去，感受大腿根部緊繃感，維持 20 秒，此為一次，做 3 次。或採前弓後箭步，身體向後彎亦可有同樣效果。

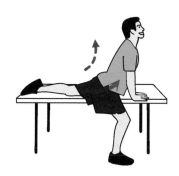

■ 保養方 2　**橋式運動**　• •

1.　平躺屈膝，腳掌踩地，雙手臂平放體側，背部貼平。

2.　臀部向上抬起，撐住約 5 ～ 10 秒，再慢慢放下，此為
　　一次，重複 10 次為一輪，做三輪。

3.　在能夠承受範圍內，可以每天多做幾輪，效果自然顯現。

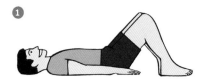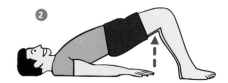

■ 保養方 3　**死蟲運動**　• •

1.　平躺雙手舉高，雙腳屈膝舉起，腳尖朝上，大腿和小腿
　　呈 90 度垂直。

2.　雙腿 / 雙手交替伸直（不同手腳），不碰地，停頓 1 秒，
　　回到起始位置，再換手換腳，過程中腹部核心持續用力，
　　此為一次，重複 10 次為一輪，做 3 輪。

3.　在能夠承受範圍內，可以每天多做幾輪，效果自然顯現。

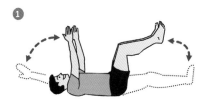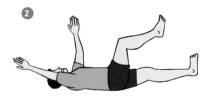

腰椎小面關節疾患
運動能延緩腰椎退化

來門診的一位大哥：「李醫師，我反反覆覆腰痛了一年，痛了就會去針灸或拉腰，也有做徒手治療，為什麼就是會好袂斷根啊？」

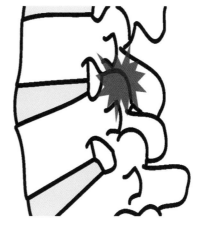

看著初診個案帶來的 X 光，第四五腰椎明顯狹窄，三四五節都有小面關節問題，還有明顯的骨盆前傾，我說：「大哥，你腰痛會傳導到小腿或是腳底嗎？」

大哥：「不會，就是腰很痠，偶爾屁股那邊也痠痠痛痛的。」

詳細評估後，我說：「大哥，你的診斷應該是比較複雜的腰椎問題，筋膜、腰椎退化，可能還有一點椎間盤問題，所以復健時間會比較長一點，另外就是真的是要減肥一

下。」

　　目測應該體重破百的大哥不好意思地說：「我知道啦，從疫情期間就一直沒有去運動，我接下來每天會去走路」

　　我：「大哥，飲食控制比較能減重啦！運動很好，但如果飲食不調整，單純靠運動，要瘦可是很難的喔！」

認識腰椎小面關節疾患

　　腰椎小面關節疾患，俗稱**腰椎退化**，是造成腰痛的一個常見原因。腰椎的小面關節會因年齡、過度使用和肥胖而逐漸退化，導致關節發炎、軟骨磨損和骨刺的形成，進而導致腰部疼痛，約佔所有腰痛原因的 30％。有時也可能與椎間盤疾患同時出現。

　　需要特別注意的是，雖然許多人進行 X 光檢查後發現有腰椎退化，但這往往是偽陽性，意味著即使發現了腰椎退化，造成疼痛的原因可能實際上是肌肉、韌帶或神經問題，而不是小面關節疾患引起的。

　　因此，進行鑑別診斷非常重要，而不是一見到 X 光上的異常就馬上決定進行手術。絕大多數的患者不需要手術，通常會建議進行 3 ～ 6 個月的復健後再進行觀察。

症狀與診斷

　　常見症狀包括慢性腰部疼痛，通常會出現臀部或後腿的放射痛，但一般不會延伸到膝蓋以下。在診斷方面，臨

床評估可以初步排除肌肉和椎間盤問題，但通常需要進行 X 光檢查以確定診斷。

然而，需要注意的是，X 光檢查有很高的偽陽性率，因此可能需要進一步進行電腦斷層（CT）或磁振造影（MRI）檢查以確認診斷。診斷的黃金標準是進行神經根內側枝阻斷。

治療與用藥

治療方法包括消炎止痛藥物治療、護腰、體重管理、物理治療（包括徒手、儀器和運動治療）、注射治療、射頻燒灼術甚至手術治療。

DIY 保養方

■ 保養方 1　背部伸展

躺姿，膝蓋與髖關節屈曲到底，雙手將膝蓋處抱向身體到腰背部緊繃感，停留 15 秒鐘，此為一次，做 3 次。

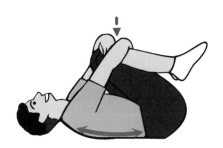

■保養方 2　橋式運動 ....

1. 平躺屈膝，腳掌踩地，雙手臂平放體側，背部貼平。

2. 臀部向上抬起，撐住約 5 ～ 10 秒，再慢慢放下，此為
   一次，重複 10 次為一輪，做三輪。

3. 在能夠承受範圍內，可以每天多做幾輪，效果自然顯現。

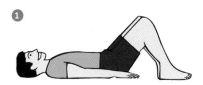 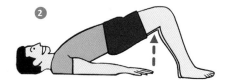

■保養方 3　貓與駱駝運動（貓牛式）.....................

1. 趴姿，雙手伸直，首先（貓式）吸氣將頭抬起，背肌用
   力讓胸椎伸展，骨盆向前。

2. 接下來（駱駝式）吐氣，腹肌用力讓胸椎屈曲、骨盆向
   後，頭自然下彎，每次維持 2 ～ 3 秒，重複 10 次。

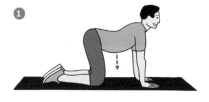 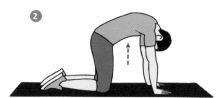

洗碗不腰痠小撇步

可以分為尚未裝潢和已經裝潢兩種情形：

尚未裝潢

只要檯面設計為身高／2+10公分，不需彎腰就可以洗碗。

已經裝潢

如果已經做好裝潢，或是無法調整檯面高度呢？有以下幾個做法：

可用小腳蹬協助髖關節彎曲，就不會彎腰導致腰痛。

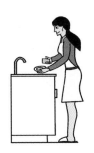

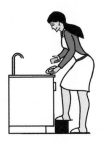

或是彎曲髖關節而非腰部，也可以將腿打開（外展）降低重心。

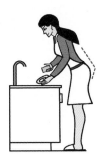

下交叉症候群
因為坐太久了！

醫師示範保養 DIY 影片

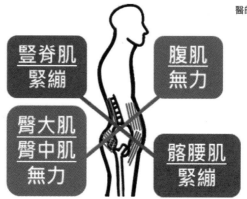

豎脊肌
緊繃

腹肌
無力

臀大肌
臀中肌
無力

髂腰肌
緊繃

　　患者：「醫師，我上班都需要久坐打電腦，整天下來腰痠背痛，還有一點坐骨神經痛，而且我同事都說我肚子都會頂出來，明明我就沒什麼小腹阿，這樣是不是姿勢有問題？看了幾家診所都沒改善」

　　我仔細評估過筋膜與核心肌群的情況後：「你這個應該是典型的下交叉症候群，總之跟久坐與一些肌群肌力不足有關。」

　　患者：「醫師，我在之前的診所有牽引、熱敷、電療，

還要繼續做嗎？」

　　我：「儀器治療還是有一些舒緩的效果，不過要根治還是要做一些運動跟伸展啦！辦公室的座位也可能需要調整一下，再麻煩有空時拍給我看看囉！」

認識下交叉症候群

　　在現代久坐的工作型態下，腰痠背痛甚至坐骨神經痛似乎已經成為司空見慣的問題。其中一個常見的原因就是下交叉症候群（lower cross syndrome）。這種症候群的特徵是豎脊肌與髂腰肌緊繃，以及腹肌、臀肌無力，這些因素共同導致了腰痠背痛和骨盆前傾的情況。在嚴重的情況下，甚至可能併發全身從肩頸痛到足底的問題。

　　除了進行適當的運動之外，椅墊的高度、深度以及坐姿也是需要注意的。調整這些因素可以幫助防止下交叉症候群的反覆發作。

症狀與診斷

　　下交叉症候群的主要特徵是豎脊肌與髂腰肌的緊繃，以及腹肌和臀肌的無力。這導致了腰痠背痛、骨盆前傾等問題，通常是由久坐和姿勢不良所導致的。外觀上也會出現凸肚子和假翹臀的情況。

　　診斷通常是醫師臨床診斷即可，一般會觀察症狀安排的檢查已排除其他脊椎問題（如腰椎滑脫）。

治療與用藥

　　治療下交叉症候群的主要方法是物理治療。這包括強化無力的臀肌和腹肌，以及伸展緊繃的髂腰肌和豎脊肌。通過這些方法，可以逐步緩解症狀，改善姿勢，並提高生活質量。如果症狀較為嚴重，可以考慮藥物治療、針灸、注射治療等。

DIY 保養方

■保養方 1　　**單腳弓箭步硬舉** ･････････････････････････････

1. 腳呈弓箭步，彎腰拿啞鈴，軀幹核心肌群收緊不拱背。
2. 以前腿髖部為中心前彎與前腿臀部發力上舉，感受後大腿近端（髂腰肌）緊繃感約 6 秒，重複 10 次為一輪，做三輪。
3. 在能夠承受範圍內，可以每天多做幾輪，效果自然顯現。

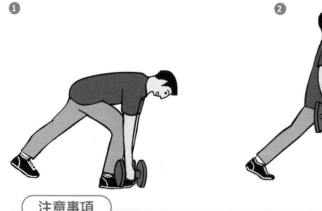

注意事項

　　不用啞鈴的話，最方便則是用寶特瓶裝 600 ～ 1000cc 之間的水進行練習也可以。

■ 保養方 2　V 字捲腹

1. 平躺，手腳皆打直離開地面，腹肌出力像是把身體向中間對折。
2. 再緩緩下落，重複做 10 次為一輪，做 3 輪。
3. 在能夠承受範圍內，可以每天多做幾輪，效果自然顯現。

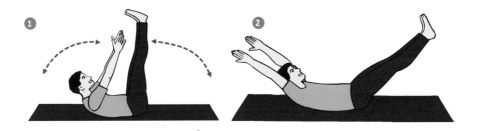

■ 保養方 3　伸展髂腰肌

　　找一張桌子或床，將要伸展的腿部平伸上去，感受大腿根部緊繃感，維持 20 秒，此為一次，做 3 次。

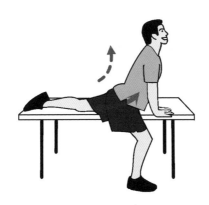

■保養方 4　　**伸展豎脊肌** ·

　　躺姿，膝蓋與髖關節屈曲到底，雙手將膝蓋處抱向身
體到腰背部緊繃感，停留 15 秒鐘，此為一次，做 3 次。

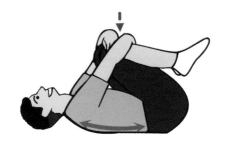

尾骨疼痛
難言之隱的痛

　　門診來了一個大姊：「李醫師，我上禮拜坐辦公椅不小心跌坐在地，尾椎這邊很痛！」

　　我：「有去照過 X 光了嗎？」

　　大姊：「照完醫師說還好，說骨頭沒事，懷疑是韌帶或肌肉挫傷。」

　　我：「我調雲端 X 片出來看看……嗯，看起來還好，這樣可以先做復健、吃個藥看看。」

　　大姊：「這樣要多久才會好啊？我工作久坐站起來都疼甲擋袂牢（thiànn kah tòng-bē-tiâu，痛到受不了）。」

　　我：「消炎止痛藥要先吃，搭配復健，我再教你一些伸展，看能不能在兩週內治好，因為久坐也會讓尾骨痛更痛啦！」

　　大姊：「原來藥要吃喔，我都是忍到痛到不行再吃……」

認識尾骨疼痛

今天我們來探討一下常見的「尾骨疼痛」，在台灣口語中也被稱為**尾椎痛**（bué-tsui thiànn）。尾骨疼痛通常是由於肌肉和骨骼問題引起的（無論是外傷或非外傷原因）。尾骨和周圍軟組織可能會因為直接撞擊（如車禍或跌坐）、反覆性撞擊（如騎摩托車）、分娩後或長時間久坐而導致疼痛。

外傷引起的尾骨痛通常會有明確的跌坐或撞傷病史。而非外傷性的尾骨痛最常見的原因則是長時間久坐。其他可能的病因包括腫瘤和感染。

症狀與診斷

尾骨周圍（肛門後方）的疼痛是尾骨疼痛的主要症狀，這種疼痛在久坐、上下樓梯、姿勢轉換（如向後傾、從坐位站立）時可能會加重，甚至可能會蔓延到臀部或大腿，這時在臨床上需要評估骨盆和腰椎的筋膜和關節活動度。

尾骶骨可能會出現壓痛，X 光檢查可用於檢查是否脫位或歪掉，電腦斷層（CT）或磁振造影（MRI）檢查可進一步評估情況。此外，還需要進行鑑別診斷，以排除泌尿系統或生殖系統的問題等其他骨盆腔疾病。

治療與用藥

　　對於尾骨疼痛，保守治療的成功率超過九成。治療方法包括調整坐墊、口服藥物治療、物理治療（包括骨盆周圍肌肉的伸展、儀器治療、徒手治療和運動治療）、以及注射治療。在少數嚴重的病例中可能需要考慮手術治療。

DIY 保養方

■ 保養方 1　骨盆伸展 ·

1. 呈躺姿。
2. 雙腳彎曲，雙手將膝蓋抱向胸口 30 秒，感受骨盆到腰椎緊繃感停住，重複 3 次。

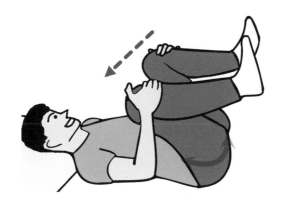

■ **保養方 2　梨狀肌伸展** ·····················

1. 呈躺姿。

2. 雙腳彎曲,雙手將一側大腿抱向胸口 30 秒,感受對側
   (橫放)臀部緊繃感,重複 3 次。

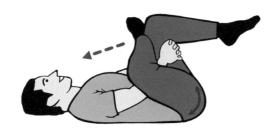

■ **保養方 3　後腿肌伸展** ·····················

1. 躺著。

2. 抱腿或用毛巾,將大腿向腹側拉伸到緊繃感停住 15 ～
   30 秒,重複 3 次。

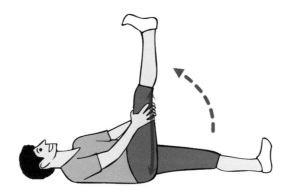

■ 保養方 4　貓與駱駝運動（貓牛式）　· · · · · · · · · · · · · · · ·

1. 趴姿，雙手伸直，首先（貓式）吸氣將頭抬起，背肌用力讓胸椎伸展，骨盆向前。

2. 接下來（駱駝式）吐氣，腹肌用力讓胸椎屈曲、骨盆向後，頭自然下彎，每次維持 2 ～ 3 秒，重複 10 次。

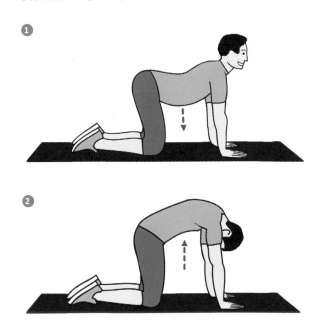

薦髂關節疾患
令人腰痛好不了！？

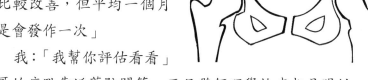

門診來了一個比較「豐腴」的大哥：「李醫師，我腰痛很久，去復健、針灸都沒有改善，做了自費徒手，有比較改善，但平均一個月還是會發作一次」

我：「我幫你評估看看」

大哥的痛點靠近薦髂關節，而且幾個理學檢查都是陽性。

我：「你這個可能是薦髂關節發炎，跟體重也有一定關係，打個比方，就像用 3 噸半貨車載個 6、7 噸，當然會受不了囉」

大哥：「那這個要怎麼治療阿？」

我：「健保復健以外，可以做葡萄糖增生注射看看，另外還要減重跟運動才不會復發哦！」

認識薦髂關節疾患

薦髂關節疾患是引起腰痠背痛的常見原因之一，高達四

分之一的腰痠背痛病例是由薦髂關節疾患引起的。這種疾患大致可分為外傷型和非外傷型兩類，外傷型可能是由撞擊、骨折、反覆搬重等原因引起;而非外傷型則可能是由於退化、發炎、感染、產後或腰椎手術後等因素導致。

症狀與診斷

薦髂關節疾患的症狀與一般的下背痛相似，有時候會放射到屁股或大腿，但通常不會放射到小腿以下。

在診斷方面，雖然臨床理學檢查有許多種方法，但與其他下背痛進行鑑別診斷仍然有一定難度。一般來說，主要仍然是透過臨床診斷，並可輔以電腦斷層（CT）或磁振造影（MRI）檢查來進一步確診。注射治療與診斷的同時也是一項重要的黃金標準。

治療與用藥

在治療方面，首先需要確定薦髂關節炎屬於何種類型。對於發炎性的病例，通常需要藥物治療。

如果是與肌肉關節失能或韌帶扭傷有關的情況，則可以選擇藥物、物理治療（包括儀器、徒手、運動治療）以及增生注射治療等方法。對於保守治療無效的病例，則可能需要考慮進行高頻熱凝或手術療法。

╱DIY 保養方

如果是運動或不良姿勢所引發的，需要矯正不良的動力鏈、改正姿勢或給予適當的輔具，才能夠減少復發的機率。我會建議處理好下肢肌筋膜（運動與伸展）、骨盆的活動度與胸椎的活動度，以下分享一些運動：

■ **保養方 1　後腿肌伸展** ....

1. 躺姿。
2. 一腳伸直，一腳膝蓋彎曲 90 度，用彈力帶或毛巾將另一腳拉到緊繃感停住 20 秒，重複 3 次。

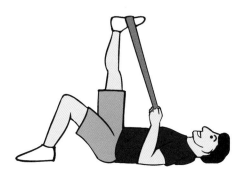

■ **保養方 2　伸展股四頭肌** ....

1. 趴姿。
2. 用毛巾或彈力帶將大腿彎曲到緊繃感停住 20秒，重複 3 次。

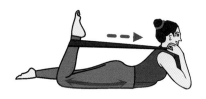

■ 保養方 3　骨盆活動 ·

1. 躺姿，雙膝彎曲 90 度，向左轉動骨盆，到緊繃感停住 3 秒。

2. 再向右轉動骨盆，一樣到緊繃感停住 3 秒。

3. 左右各做 10 次。

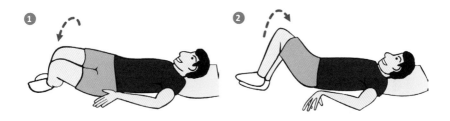

注意事項

過程中上半身盡量保持中立。

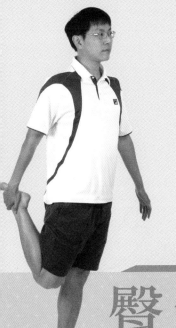

【下肢】

臀、腿、膝、足

髖關節退化
屁股被卡住！

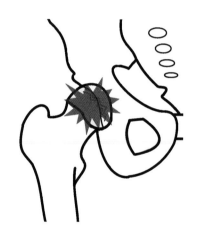

　　剛升任主治醫師時，難免有些不知天高地厚的年輕氣盛：「哼哼，我已經累積了足夠的臨床經驗，超音波導引技術也持續精進，準備大展身手了」

　　直到有位患者前來回診：「李醫師，我今天來回診，要跟你報告一件事情。」

　　我：「你要跟我說什麼事情啊？」看著病歷，這位患者我的診斷是坐骨神經痛合併臀大肌、梨狀肌的筋膜炎，復健的計畫是牽引熱敷電療，以及居家核心運動與伸展，患者已經穩定持續復健兩個多月，症狀有緩解，但始終沒有完全消失。

　　患者：「因為症狀沒有完全改善，我朋友介紹我去看

另一位醫師，他說你的診斷沒錯，但是他拍了 X 光片，認為我是合併腰椎問題與髖關節退化才改善較慢，我在他建議下髖關節打了 PRP，覺得有改善，今天來是想繼續來拉腰」

一聽此言，我馬上重新看了 X 光片，其實之前正面腰椎的 X 光有稍微切到一點髖關節，細查後發現真的是有輕微的退化。

我：「原來如此，真的要感謝 O 醫師」心裡也真的很感謝他的幫忙。

後來每當我完成了一位患者的治療，做了成功的介入，或改善了患者的不適之後，感到志得意滿的瞬間，我都會拿這個故事提醒自己，在病患跟疾病面前，醫師要無比謙卑，這裡引用韓劇〈機智醫師生活〉的台詞：「我們必須謹言慎行，醫師只能肯定地對病患說一句話，就是『我們會盡全力』僅此而已！」

認識髖關節退化

髖關節退化是一種軟骨退化且常見於中老年人的疾病，約有 9.2% 的人會受到影響。其主要症狀包括髖關節疼痛、卡卡感，甚至可能伴隨有聲音（也被稱為內彈響髖）。一般情況下，會首先採用保守治療，而如果情況無法改善，則需要考慮進行手術。

髖關節退化性關節炎還可能伴隨有骨刺、滑液膜發炎等情況。此疾病的危險因子包括年長、肥胖、遺傳因素以及

職業因素（例如長期承受重壓）等。

症狀與診斷

症狀與診斷方面，患者常表現出髖部疼痛、行動不便（卡卡感），疼痛可能在久坐後加重，而在活動後有所改善。有些患者甚至因疼痛和關節活動度的降低而出現失能的情況。

診斷一般通過臨床評估結合 X 光判讀來確定，但需要注意的是 X 光結果的分級與臨床症狀不一定相關。

治療與用藥

治療方面，包括體重管理、運動治療（例如低衝擊性運動，如游泳、瑜伽、腳踏車、皮拉提斯，以及下肢肌膜伸展等項目）、生活型態的調整與使用輔具、物理治療、藥物治療與注射治療，以及手術治療。

DIY 保養方

■ 保養方 1　　伸展髂腰肌

1. 前弓後箭步。
2. 身體向後彎，感受（後腳）大腿根部緊繃感，維持 20 秒後恢復正常姿勢，此為一次。
3. 持續每天做 3 ～ 5 次，效果自然顯現。

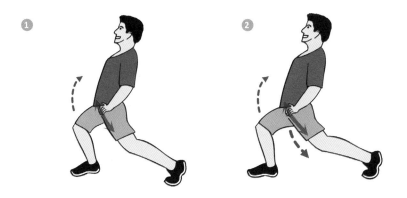

■ 保養方 2　橋式運動

1. 平躺屈膝，腳掌踩地，雙手臂平放體側，背部貼平。

2. 臀部向上抬起，撐住約 5 ～ 10 秒，再慢慢放下，此為一次，重複 10 次為一輪，做三輪。

3. 在能夠承受範圍內，可以每天多做幾輪，效果自然顯現。

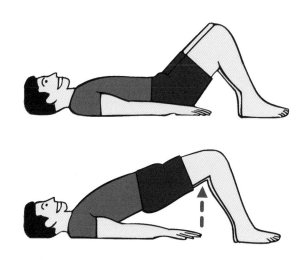

■ **保養方3　死蟲運動** ·

1.　平躺雙手舉高，雙腳屈膝舉起，腳尖朝上，大腿和小腿
　　呈 90 度垂直。

2.　雙腿 / 雙手交替伸直（不同手腳），不碰地，停頓 1 秒，
　　回到起始位置，再換手換腳，過程中腹部核心持續用力，
　　此為一次，重複 10 次為一輪，做 3 輪。

3.　在能夠承受範圍內，可以每天多做幾輪，效果自然顯現。

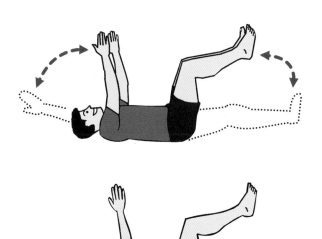

梨狀肌症候群
久坐族、女性最多

門診來了一位患者，進門時就有點一跛一跛的：「醫師我週末去露營，到第二天的時候就覺得屁股那邊痠痠緊緊的，想說休息一下好了，結果開車回到家時整個屁股跟腿麻痛到不行，這到底怎麼了啊？該不會要開刀吧？」

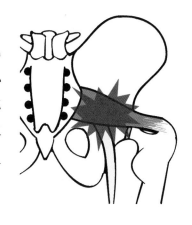

我：「露營有彎腰搬很重的東西嗎？」

患者：「也還好耶！我第二天因為屁股那邊痠，都沒做什麼啊，小孩玩球我也坐在旁邊滑手機而已。」

我：「坐著時都翹腳嗎？大概坐多久啊？」

患者：「大概坐了一兩個小時吧！開車回來有遇到塞車，大概坐了3個小時」

詳細評估完後：「你這個應該是梨狀肌症候群，現在多半叫做深臀症候群！伸展跟復健的效果會不錯。」

患者：「復健，要復健多久啊？我下禮拜要跟家人去日本玩耶！」

我（內心覺得羨慕）：「如果要快一點的治療方式，可以選擇超音波導引注射；同時也有診斷價值，如果注射有效，可以反過來證實是梨狀肌症候群喔！」

患者（嘆）：「喔！那就打針吧！」

認識梨狀肌症候群

臀部深處有幾條肌肉，包括梨狀肌、後腿肌、孖肌、閉孔內肌等，這些肌肉若緊繃發炎腫脹，就會造成坐骨神經局部發炎與壓迫，所以梨狀肌症候群，現在通常稱為深臀症候群，患者約佔坐骨神經痛患者的 5%。

造成這個問題除了包括長時間久坐的生活方式（如辦公室工作、長時間開車）相關，還有外傷、肌肉增厚，以及某些人身體構造導致的問題。此外，統計還顯示，女性患此症的機率是男性的六倍。

一般來說，保守治療效果良好，但我們仍然建議調整生活或工作習慣，例如每坐一段時間就起來活動一下，或養成每天伸展的習慣，以避免反覆發作。

症狀與診斷

主要症狀包括臀部疼痛，疼痛可能放射到小腿或腳底，也就是俗稱的坐骨神經痛。診斷通常依賴理學檢查、神經傳

導檢查以及影像學檢查排除其他可能性。超音波導引注射也可作為診斷和治療的手段。其中所謂的「FAIR測試」是臨床上最常見的診斷方法。

檢測時會先請患者側臥，患側腳在上，髖部屈曲，內收與內旋，如果引發坐骨神經痛為陽性，如下圖。

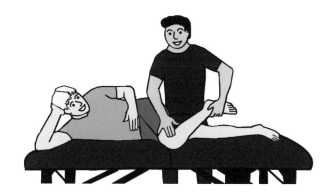

∥治療與用藥

治療方法包括避免長時間久坐和翹二郎腿、進行伸展、按摩球和滾筒放鬆、儀器治療、徒手治療、藥物治療以及注射治療。

DIY 保養方

■ 保養方 1　　坐姿伸展梨狀肌

1. 呈坐姿翹腳（患側腳）。
2. 上半身逐漸向前彎壓（不拱背），感受到臀部緊繃感後停住 30 秒，此為一次，重複 3 次為一輪。
3. 在能夠承受範圍內，每天多做幾輪，效果自然顯現。

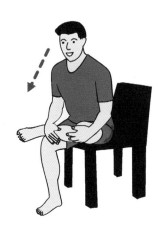

■ 保養方 2　　臥姿伸展梨狀肌

1. 躺著將欲伸展的腳翹上。
2. 雙手抱住另一腿，整個向胸口方向拉感受到臀部緊繃感後停住 30 秒，此為一次，重複 3 次為一輪。
3. 在能夠承受範圍內，每天多做幾輪，效果自然顯現。

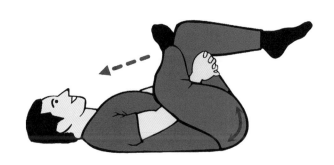

皮夾錢包放口袋坐骨神經痛！

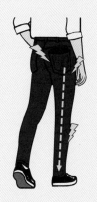

　　皮夾放口袋可能會壓迫到臀部造成肌群進而引發坐骨神經痛，類似深臀症候群的症狀，建議皮夾還是盡量放包包哦！

　　如果不幸發生了，跟深臀症候群類似，可以用藥物治療、物理治療、注射治療、震波治療等緩解。也可以伸展臀大肌與梨狀肌。

臀大肌伸展

1. 坐姿，痛側大腿彎曲跨到另一腿外側。

2. 非痛側手壓向對側胸口方向到緊繃感停住 30 秒，此為一次，重複 3 次為一輪。

3. 在能夠承受範圍內，每天多做幾輪，效果自然顯現。

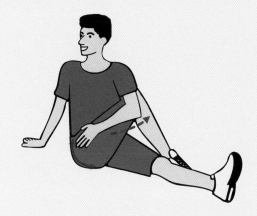

李醫師復健保養小教室

FAIR 測試細節

　　梨狀肌症候群是一種神經肌肉疾患，通常表現為臀部、下背部和大腿內側的疼痛和不適。FAIR 測試是一種用於檢查梨狀肌症候群的診斷方法，其英文全稱為「Flexion, Adduction, and Internal Rotation，即屈曲、內收和內旋」。以下是 FAIR 測試的步驟：

屈曲（Flexion）

　　患者應以臥姿或坐姿放鬆，然後將受測的腿彎曲至大約 90 度角。檢查者會輕輕向上壓迫受測的腿，使其向胸部靠攏。

內收（Adduction）

　　在屈曲的情況下，檢查者會將受測的腿往內收，即向中線方向移動。

內旋（Internal Rotation）

　　在屈曲和內收的情況下，檢查者會輕輕將受測的腿向內旋，即使腳趾指向對側腳的方向。

　　在執行 FAIR 測試時，患者可能會感到梨狀肌區域的疼痛或不適，這可能是該肌肉受到壓迫或拉扯的反應。如果患者出現相關的症狀，可能需要進一步評估和治療。

　　FAIR 測試可檢測梨狀肌症候群。然而，正確執行和解讀測試結果仍然需要訓練有素的醫療專業人員喔！

髕骨股骨疼痛症候群
俗稱「跑者膝」

這天來了一個愛好運動的大哥：「李醫師，我兩邊膝蓋都痛了好一陣子，之前做過儀器治療也打過玻尿痠都沒效，你幫我看看」大哥隨後比了一下痛點，是在髕骨周圍。

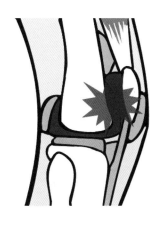

檢查時，大哥忍不住擔心地問：「這該不會是退化吧？跟我騎自行車跟重訓有關係嗎？」

我：「初步看起來不像退化啦！但是比較像髕骨股骨疼痛症候群」

大哥：「『髕骨』！啥物碗糕症候群啊！？會很嚴重嗎？」

我：「不會啦，是很常見的問題，一般只要調整運動型態、姿勢與充分伸展就沒問題了，少部分才需要注射，甚至手術。」

認識髕骨股骨疼痛症候群

髕骨股骨疼痛症候群特點就是疼痛發作在膝蓋骨（髕骨）周圍或是正下方，而且是 60 歲以下的人膝蓋痛最常見的原因。

當膝蓋活動時，髕骨會在遠端股骨處滑動。如果滑動的軌跡出了問題（例如肌力不平衡、過度訓練、髖 / 踝關節疾患等），就會導致這個症候群，引起疼痛甚至是髕骨軟化。這種情況常見於長跑者，因此又被稱為「跑者膝」，但其實常用到腿部的運動（如腳踏車、深蹲、籃球、羽毛球）都有可能產生。

症狀與診斷

症狀包括膝蓋前方或是髕骨周遭或正下方的疼痛，反覆彎曲伸直膝蓋特別容易誘發。診斷通常是臨床診斷，也可以安排超音波、X 光、磁振造影評估結構問題。

治療與用藥

在治療上，首先短期可以採用消炎藥物、護具、貼紮治療。長期則建議進行運動治療，包括增強核心、臀肌與股四頭肌肌力，提升活動度與柔軟度，特別需要關注髖關節與踝關節的活動度。同時也需要調整訓練方式與頻率，或者採用震波、增生療法等積極治療方式。一般情況下，不太需要手術治療。

╱DIY 保養方

■保養方 1　　髖骨開洞護膝與貼紮治療 · · · · · · · · · · · · · · ·

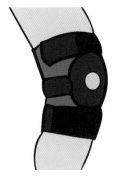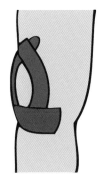

▲髖骨開洞護膝（左圖）與貼紮治療（右圖）。

■保養方 2　　股四頭肌伸展 · · · · · · · · · · · · · · ·

1. 單腳站立（如不穩可扶桌子）。

2. 單手彎曲大腿到有緊繃感停住，持續 30 秒，此為一次，重複 5 次為一輪。

3. 在可以承受範圍內，每天可以多做幾輪，效果自然顯現。

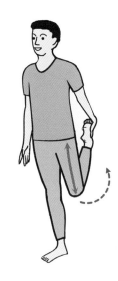

■ **保養方 3　　向後弓箭步** ·····················

1. 兩手各拿一個 1 公斤重的啞鈴或槓鈴，自然垂放於雙臀
   外側。

2. 一腳向後踏（如平衡感較差可稍向外踏），另一腳順勢
   下蹲，再站起，此為一次；重複 12 次為一輪，共做 3 輪。

3. 雙腿交替。

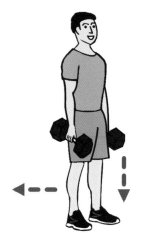
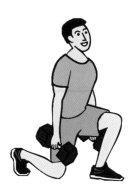

注意事項

1. 啞鈴或槓鈴可用裝水在 600 ～ 1000cc 之間的寶特瓶替
   代，效果一樣。

2. 下蹲過程膝蓋勿過度向前，同時髖關節也要充分用力才
   行。

■ 保養方 4　臀中肌訓練 ·

1. 側躺，雙腳平行。

2. 上側腳維持打直，向外上抬起再緩緩放下，此為一次。
   重複 12 次為一輪，共做 3 輪。

3. 在可以承受的範圍內，每天可以多做幾輪，雙腿互換，
   效果自然顯現。

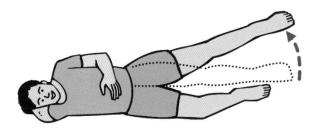

> ### 注意事項
>
> 可搭配彈力帶操作，效果會更好。

髂脛束症候群
跑者的壞朋友

　　門診來了一個年輕女生，看起來就是運動咖：「我本來都是做重訓跟瑜伽，因為之後想挑戰半馬，最近跟朋友開始練跑步，不過才跑了兩個月，右邊膝蓋外側就開始痛到不行，我查了一下覺得是髂脛束症候群。嘗試了拉筋、筋膜槍或是用滾筒，但都只能緩解，跑到 7、8 公里以上的時候就很不舒服，想聽聽醫師的看法」

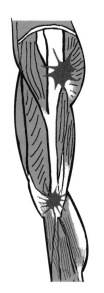

　　仔細評估後，超音波發現髂脛束在脛骨平臺外側有明顯腫脹發炎：「這是典型的髂脛束症候群，常見的風險因數有運動量突然上升、臀肌無力、足弓問題，可能要逐一破解原因，才能根治，不過現在急性期，我建議可以穿著護具、冰敷跟吃個消炎止痛藥緩解看看。」

後來還發現這位女生有高弓足的問題，建議她調整一下鞋子跟鞋墊，並且加強臀中肌與核心肌群的肌力，希望之後能順利去挑戰半馬囉。

髂脛束症候群還蠻常見於跑者與自行車愛好者，主因是髂脛束摩擦到膝蓋外側，如果摩擦到的是股骨大轉子，甚至發出聲音，那就是「（外）彈響髖」了。

認識髂脛束症候群

髂脛束是由闊筋膜張肌與臀大肌的筋膜合成，從大腿外側延伸到脛骨外側。可能會因訓練量突然增加或生物力學問題（如足弓、踝／膝／髖宿疾，臀中肌肌力不足等）在大轉子、股骨外下髁造成摩擦進而引發疼痛發炎。

大部分患者不用手術，保守治療就會改善。根據我的經驗，首次發作的個案，伸展放鬆與物理治療的效果很好。但如果是經常發作的跑者，就需要針對動力鍊進行調整，加強無力的肌群、放鬆緊繃的肌群、調整跑姿、評估足弓，甚至減重了。

症狀與診斷

症狀包括外側膝蓋、髖部或大腿疼痛、緊繃、腫脹。診斷一般為臨床診斷，可搭配超音波、X 光等檢查。最常用的臨床診斷方式就是諾伯氏壓迫測試（Noble's compression test）。

受試者仰躺，施測者手指加壓於股骨外髁，保持施壓，將受測者的膝關節從90°彎曲到完全伸直，如果在彎曲 30 度左右時按壓處疼痛則為陽性。受試者一般會說跟活動時（如短跑）疼痛類似。如圖。

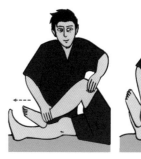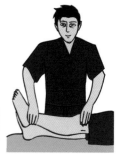

▲諾伯氏壓迫測試（Noble's compression test）。

治療與用藥

治療與用藥包括保守治療，如休息、調整運動量與運動頻率，物理治療（包括冷療、電療、徒手治療），以及藥物與注射治療。

DIY 保養方

除了加強臀中肌、側腹肌與核心肌群（如下各保養方）之外，還可以穿鞋墊、調整腳腿部動力鏈、跑姿調整，甚至減重。

■保養方 1　護具、貼紮 ·························

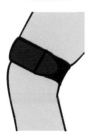

■ 保養方 2　臀中肌、側腹肌與核心肌群 ....

1. 側躺，雙腳平行。

2. 上側腳維持打直，向外上抬起再緩緩放下，此為一次。
   重複 12 次為一輪，共做 3 輪。

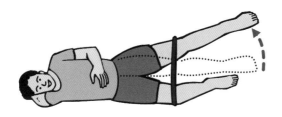

> **注意事項**
>
> 可搭配彈力帶操作，效果更好。

■ 保養方 3　滾筒放鬆 ....

　　側躺在地板上，一手一腳支撐，來回滾動按摩 30 下，
特別是大腿外側近端，靠近臀部的地方要加強。

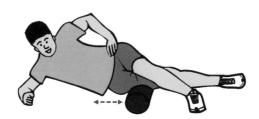

■ **保養方 4** 　**髂脛束伸展** ·

1. 呈站姿，手扶牆。

2. 髖部慢慢向牆邊斜過去，到外側大腿有緊繃感停住。

3. 另一腳踏向前稍交叉，身體緩緩下壓，維持 30 秒為一次，做 5 次為一輪。

4. 在可承受範圍內，每天可以多做幾輪，效果自然顯現。

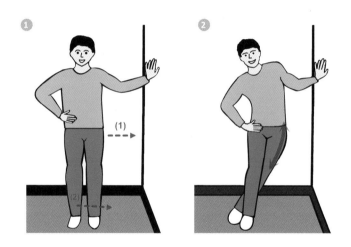

麻痛性股痛
使得大腿前側很麻

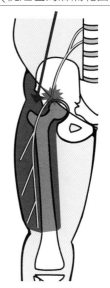

（桃紅色為麻痛範圍）

　　這天一位運將大哥來就診：「李醫師，我左邊大腿這邊都麻麻的，我知道我長時間都坐著，這個該不會是坐骨神經痛吧？」

　　看著運將大哥手比的位置，跟他「宰相肚裡能撐船」的體型，我說：「幫你評估看看，有可能是週邊神經的壓迫所導致」

　　理學檢查我請大哥側躺倒向無症狀側（右邊），從骨盆上下壓約 45 秒後：「大哥，你這樣有比較不麻嗎？」

　　大哥：「欸，感覺較爽快呢，所以這是啥物毛病矣（什麼毛病呢）？」

　　我：「應該是一條神經佇骱邊（kái-pinn）予硞著（神經在鼠蹊部被壓到）。」

大哥：「哪會按呢？是因為我坐傷久喔？（怎麼會這樣？是因為我坐太久嗎？）」

我：「對，另外一個原因是體重太重，肥肉壓到神經啦！所以大哥，飲食要注意啦！」

認識麻痛性股痛

麻痛性股痛是一種常見的神經痛，主要是由於「外側股皮神經」在鼠蹊部受到壓迫所引起。常見的病因包括懷孕、過緊的皮帶或褲子、姿勢不良以及肥胖。這個病症在臨床上需要與腰椎神經根病變進行鑑別診斷，因為有些患者同時存在麻痛性股痛和腰椎間盤問題。

症狀與診斷

患者通常會出現前外側大腿感覺異常的症狀，例如麻痛、灼熱感、觸電感等。診斷方面，一般的臨床評估即可進行診斷，但有時可能需要進行神經傳導檢查，不過這並不一定能確定診斷。另外，神經阻斷治療也可兼具診斷作用，而影像學則可以排除其他潛在的病因。

治療與用藥

治療方面，建議患者穿寬鬆的褲子，避免長時間久坐。物理治療、藥物治療以及注射治療也是常見的治療方法。此外，體重管理也是重要的一環，因為肥胖可能會加重症狀。

膝蓋退化性關節炎
50+ 的噩夢

有位老患者回診問我：「你有沒有在幫膝蓋退化打玻尿痠啊？」

我：「不但有，而且還會用超音波導引注射哦！」

老患者：「那好，我介紹我鄰居過來打！」

我：「小等一咧（Sió～tán～～tsït～leh，請等一下），玻尿痠雖然可以治療膝蓋退化，但是也要醫師先評估啦，因為每個人的狀況不同喔！而且運動與減重也是很重要的！」

老患者：「要運動喔？可是膝蓋痛不是要少動一點才對嗎？」

我：「其實要配合治療，適當的動才是最好的哦！」

老患者：「那要吃什麼才能保養膝蓋啊？」

我：「與其說吃什麼可以保養，倒不如說少吃一點反而可以保養膝蓋喔！」

認識膝蓋退化性關節炎

膝蓋退化性關節炎一直都是復健科最常見的問題，讓

我們來深入了解一下。膝蓋退化性關節炎是由於膝蓋軟骨退化磨損、長骨刺、鄰近肌肉無力所引起的膝關節疾病。其症狀包括膝關節疼痛、腫脹、變形，甚至可能出現積水，對行走產生不良影響。

症狀與診斷

通常可依據臨床表現進行診斷。根據美國風濕病醫學會的指引，若患者出現膝蓋疼痛並在 X 光檢查中觀察到骨刺（診斷分級如下表），再加上以下任一條件即可診斷：年齡超過 50 歲、膝蓋出現聲響、晨間僵硬持續時間少於 30 分鐘（當然還有其他診斷指引，此處僅列舉部分）。

分級	第一級	第二級	第三級	第四級
X 光				
特徵	• 不明顯的骨刺	• 明顯骨刺 • 關節狹窄不明顯	• 明顯多處骨刺 • 明顯關節狹窄 • 輕微硬骨硬化磨損	• 顯著的關節狹窄 • 較大的骨刺 • 明顯硬骨硬化 • 關節面磨損變形

治療與用藥

以下綜合國內外的研究與指引，介紹一下以下 6 個非手術治療：

減重（醫學實證強）

減重，也就是體重管理，大部分是靠飲食達成熱量赤字，所以別再說「我膝蓋痛不能運動所以瘦不下來」，建議控制在 BMI24 以下。

運動（醫學實證強）

肌肉（特別是股四頭肌、臀肌）無力萎縮是退化的關鍵！建議規律做低衝擊性運動（腳踏車、快走、游泳、太極拳、輕度深蹲等），每天固定伸展，如果自己運動擔心會受傷或惡化，可尋求物理治療師的協助。

衛教（醫學實證強）

醫師與物理治療師詳細解釋退化的機制、生活保養注意事項、如何調整生活型態（像是如何減重 / 使用輔具 / 改善姿勢）。

物理治療

儀器物理治療（熱敷、電療、雷射等）、貼紮與徒手治療。

消炎止痛藥物

口服或是外用的消炎止痛藥物，口服消炎藥建議勿連續使用超過 3 個月

注射治療

以上保守方法若無效，可以考慮針灸或注射療法，包括類固醇、玻尿痠、增生療法等。

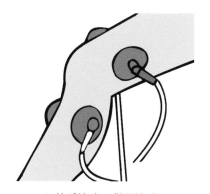

▲徒手治療、儀器治療

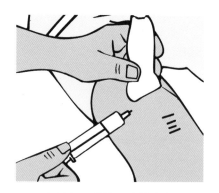

▲貼布、藥物、注射治療

DIY 保養方

■保養方 1　穿戴護膝、輔具 ·····················

穿戴護膝、輔具（拐杖、助行器）等。

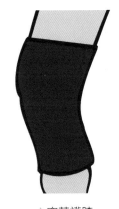

▲穿著護膝

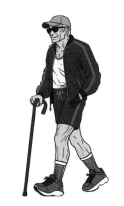

▲適量運動、走路與減重

■保養方 2　伸展腿部筋膜 ·····················

每天伸展腿部筋膜 3 次，每次 30 秒。

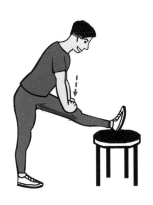

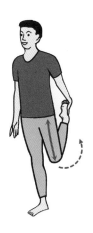

李醫師復健保養小教室

護膝該如何選擇？

髖骨開洞護膝：
用於髕骨股骨疼痛症候群

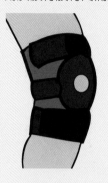

髕骨帶：
用於髂脛束症候群。

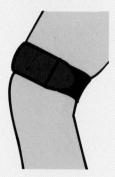

一般護膝：
用於退化性關節炎或輕微扭傷。

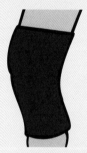

邊條支撐護膝：
用於膝蓋（內／外側）副韌帶扭傷。

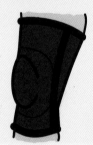

貝克氏囊腫
膝蓋後面怎麼一大包！？

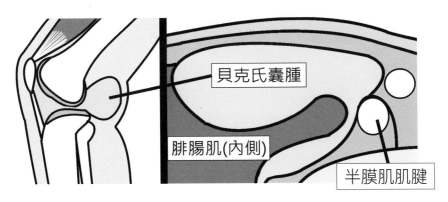

貝克氏囊腫

腓腸肌(內側)

半膜肌肌腱

　　一位家屬帶著媽媽來看診：「醫師，媽媽膝蓋不知道為什麼，半年前開始腫起來，最近愈來愈嚴重，膝蓋彎不起來，也蹲不下去，腿也緊緊的！」

　　我：「哦？我來看看，這邊我有摸到一個腫大的囊泡，可能是裡面積水了。」

　　家屬：「積水喔？為什麼會積水啊？」

　　我：「大部分是因為退化，也可能合併半月軟骨的磨損哦！」

　　家屬：「那怎麼辦？外面治療了一陣子都沒消。」

　　我：「以這麼多的積水量，建議還是抽吸掉再同時注

射類固醇，比較不會復發。」

　　患者：「用針抽掉喔？感覺足疼（很痛）耶！」

　　家屬：「聽醫師欸，抑無你已經疼足久呢！（不然你已經痛很久了！）」

　　我：「抽掉會較緊好啦，我盡量較幼路幫你抽水注射，看按呢會使無？（看這樣可以嗎？）」

　　怕痛的患者只能無奈地答應了！

認識貝克氏囊腫

　　貝克氏囊腫是一種常見的膝蓋後側囊泡腫脹問題，多數是因退化所導致，造成在膝蓋後方形成一個充滿液體的囊腫。

　　根據我的經驗，這種囊腫很少自行消退，通常需要進行穿刺抽吸和注射治療，才能減少反覆發作。但值得注意的是，並非所有膝蓋後側疼痛都是貝克氏囊腫，例如可能是由膕肌疼痛所引起，因此仍需進行檢查和鑑別診斷。

症狀與診斷

　　貝克氏囊腫位於膝蓋後側，通常位於腓腸肌內側頭與半腱肌肌腱中間。成年人多數情況下是由於退化造成，可能同時合併膝關節發炎和半月板損傷。典型的症狀是膝蓋後方出現腫塊，甚至可能導致關節活動受限，難以彎曲。

　　診斷通常可以在臨床上進行，但可能需要進一步的檢

查，例如 X 光、超音波或磁振造影（MRI）等，以確認診斷。

治療與用藥

　　治療方法包括休息（避免蹲跪等增加膝蓋壓力的動作）和物理治療（如熱敷、電療、徒手治療）。此外，超音波導引下的抽吸和注射也是一種常見的治療方法。對於反覆發作的情況，可能需要考慮手術治療。

DIY 保養方

■ 保養方　後腿肌伸展 ·

　　站直，單腳放椅子上，膝蓋伸直，雙手下壓大腿或向腳趾方向伸展，感到緊繃時停住 15 ～ 30 秒，這樣算 1 次，重複 3 次。

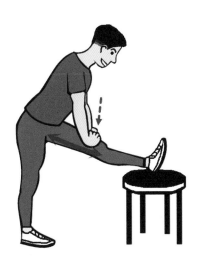

歐氏症
讓青少年運動不 OK

一個高高帥帥的爸爸帶著一樣高高帥帥的兒子來看診，爸爸問：「醫師，我兒子的右腳膝蓋下面都凸一塊，還會腫起來也會痛」

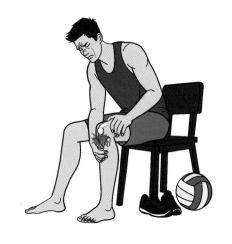

我：「這樣啊，看起來是歐氏症，也就是脛骨粗隆的骨軟骨病變。」

爸爸：「對啊，其他醫師也這樣說，想聽聽你的看法，我兒子他沒什麼興趣，但就是很愛打籃球，這樣校隊也沒辦法繼續練了嗎？」

我：「我也很愛打籃球（笑），我先用超音波檢查看看……骨垢確實有明顯發炎與局部水腫，一定很痛吧！」

兒子：「嗯！」像流川楓一樣酷酷的弟弟難得發出聲音

我：「目前醫學實證建議，可以稍微休息、按摩、伸展，物理治療，搭配適量的活動調整、穿戴護膝。」

爸爸（顯然外面保守療法都試過的）：「我上網有查到你有在做增生治療，請問這個有幫助嗎？」

我：「到目前為止的研究顯示，增生治療可以改善症狀，不過目前仍未達到共識，如果其他保守治療不理想可以嘗試看看。」

爸爸：「喔！好的，理解了。」

認識歐氏症

歐氏症，全名歐斯古 - 施拉德症（Osgood-Schlatter Disease）」是因為青少年脛骨結節尚未完全骨化，運動時受力拉扯，造成此處骨化中心與軟骨層的撕裂與發炎。常見於青少年跳躍跑步型運動員（籃球、排球、田徑等），尤其在進行膝蓋的屈伸運動時（例如跳躍、跑步）症狀會更加明顯，總共約 1/10 的青少年會發生，男生較為常見。

雖然歐氏症屬於良性疾病，並且最終都會有所改善（大多數情況下並不會留下後遺症），但症狀可能會持續長達兩年，直到生長板閉合，甚至可能導致運動參與減少。因此，建議與教練、訓練員和醫師討論治療方針。

症狀與診斷

歐氏症的主要症狀包括膝蓋前方的脛骨粗隆處突起腫

痛，甚至可能發紅。此外，進行跳躍、蹲跪、奔跑等動作時四頭肌發力也會引起疼痛。一般情況下，醫生可以通過臨床檢查進行診斷，並且可以安排超音波、X 光或磁振造影等進一步評估。

╱ 治療與用藥

一般建議採用保守療法治療歐氏症。在急性發作期間，建議患者休息、冰敷、進行物理治療、貼紮或使用消炎藥物以緩解疼痛。在緩解期間，則建議進行規律的伸展、按摩四頭肌、進行物理治療，同時配戴護膝。如果症狀較難處理，也可以考慮接受增生注射治療。

最重要的是，需要調整訓練量和內容，以減少疼痛發作的頻率，並加強周邊肌群的訓練，例如核心肌群和臀部肌群，同時調整動力鏈。

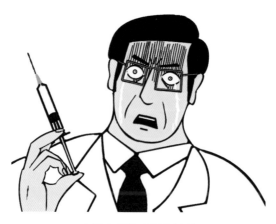

▲消炎藥物或增生注射

✎ DIY 保養方

■ 保養方 1　股四頭肌伸展 ·····················

1. 單腳站立（如不穩可扶桌子）。

2. 單手彎曲大腿到有緊繃感停住，持續 30 秒，此為一次，重複 5 次為一輪。

3. 在可以承受範圍內，每天可以多做幾輪，效果自然顯現。

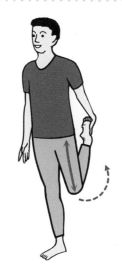

■ 保養方 2　戴護膝、貼紮 ·····················

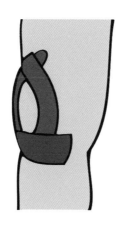

半夜小腿抽筋
怎麼辦？

一位患者看完診後，一旁的家屬：「李醫師，不好意思，有個我自己的問題，可以請教你嗎？」

我：「好的，請說。」

家屬：「這幾天寒流，天氣突然變冷，我晚上睡覺的時候小腿抽筋痛到不行，幾乎每年都這樣耶，有沒有預防的方法啊？」

我當下就建議：「只要睡前適量喝水或喝些牛奶，同時每天規律運動，以及注意穿襪子維持足部保暖等，就可以減少半夜小腿抽筋了。」

✎ 認識小腿抽筋

小腿抽筋是一種常見的問題，通常發生在半夜，尤其在睡眠中。這種情況的危險因子可能與年齡的增長、失眠、吸菸、慢性疾病以及缺鈣等因素有關。儘管存在許多可能的危險因子，但缺乏直接的證據表明它們會導致此問題。症狀

通常表現為小腿抽搐和劇烈疼痛，有時疼痛會嚴重到足以使人醒來。

症狀與診斷

診斷方面，可以進行血液檢查以檢查電解質、內分泌和生化指標，也可以進行神經傳導檢查、肌電圖檢查，甚至肌肉切片檢查。然而，即使進行了這些檢查，也常常難以找到明確的原因。

治療與用藥

治療方面，雖然對於小腿抽筋缺乏一致的治療方法，但一些可能有效的治療方式包括運動，尤其是腳踝背屈運動，拉筋，以及某些藥物的使用，例如鎂補充劑、鈣離子通道阻斷劑、肌肉鬆弛劑、鎮痙劑，甚至維生素 B12，都對這個問題有改善的效果。

DIY 保養方

首先，要確保每天攝取足量的水分（30cc* 體重），才能讓足部的肌肉保持彈性和功能。其次，規律運動對於促進足部的血液循環和增強肌肉力量至關重要。適量的運動可以幫助預防小腿肌肉的僵硬和抽筋，同時也有助於維持足部的健康。此外，要特別注意保暖足部，特別是在寒冷的天氣裡。保暖可以幫助減少肌肉的僵硬和緊張，減少受傷的風險。

如果有睡眠障礙，建議及時就醫。睡眠不足可能會增加肌肉疲勞和緊張的風險，進而導致小腿抽筋等問題的發生。另外，在睡前喝杯牛奶也是一個不錯的習慣。牛奶中含有豐富的鈣和其他營養素，可以幫助放鬆肌肉，促進睡眠品質，並有助於預防小腿抽筋等問題的發生。最後，還可以進行以下的小腿伸展運動。

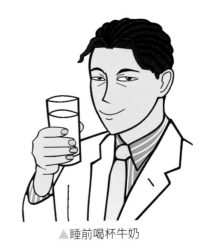

▲睡前喝杯牛奶

■ **保養方　睡前伸展小腿** ....

1. 靠牆呈弓箭步（後腿打直），伸展後方小腿到有緊繃感，停住 20 秒，此為一次，做 5 次為一輪。
2. 持續每天早晚各做一輪，效果自然顯現。

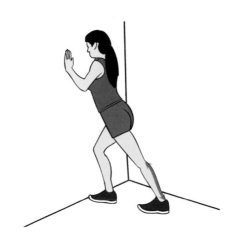

阿基里斯腱肌腱炎
讓運動員心驚驚

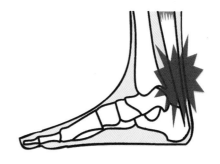

「醫師，我的右腳踝後面好痛」患者一跛一跛地走進診間，表情非常痛苦。

我：「你怎麼了？發生了什麼事？」

患者：「我週末跟朋友去杉林溪跟溪頭玩，我想應該是走太多路了，昨天回來腳就有點怪怪的，早上起來就痛到不行了」

我：「來幫你看看，阿基里斯腱腫到不行，超音波發現跟後滑囊也有發炎積水，建議要先吃藥、復健，如果效果不理想還得要打針喔！」

患者：「那後續要怎麼保養啊？」

我：「剛剛幫你評估，你有點高弓足，外出走動建議還是要穿氣墊鞋；另外不只阿基里斯腱要伸展，其他的筋膜也要好好放鬆，並且加強肌耐力，才不會反反覆覆發作哦！」

認識簡介阿基里斯腱肌腱炎

阿基里斯腱連接小腿腓腸肌、比目魚肌和蹠肌到腳跟，是人體最強韌的肌腱之一。在運動族群中，如跑步、籃球、快走和重訓等運動中都有可能引發阿基里斯腱肌腱炎，在運動員中發生率高達四分之一，而一般有規律運動的人中則有9%的發生率。常見的疼痛點位於阿基里斯腱附著處向上2至6公分，嚴重時甚至會伴隨撕裂傷和後腳跟滑囊炎。

相關風險因數有外在和內在兩種。外在包含訓練過量、鞋子問題、肥胖、藥物、熱身／收操不足、外傷等；內在包含年紀、肌力不足或不均、肌肉失能、舊傷、肌腱本身問題等。

症狀與診斷

阿基里斯腱附近（腳後方）出現疼痛、緊繃感，甚至可能有紅腫，通常在長時間行走或跑步後出現。疼痛最常見於肌腱附著點向上2至6公分處。

通常可以通過臨床診斷進行，並可進一步進行超音波、X光、MRI等檢查來評估是否存在撕裂傷、後腳跟滑囊積水、鈣化和骨刺等問題。一般分為慢性發炎和急性發炎兩種。

治療與用藥

休息、伸展運動、使用合適的鞋具（如高弓足、長短腳）、儀器治療、震波治療、消炎止痛藥、超音波導引注射等。嚴重情況下可能需要考慮手術治療。

✎ DIY 保養方

　　預防方式則有必須循序漸進增加訓練量；改善生物力學，加強臀肌、後腿肌肌力與協調性等。另外，還有以下幾種的 DIY 保養方；

■ 保養方 1　　小腿伸展 ·········

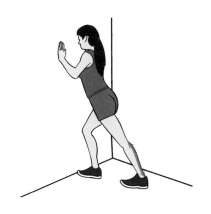

1. 靠牆呈弓箭步（後腿打直），伸展後方小腿到有緊繃感，停住 30 秒，此為一次，做 3～5 次為一輪。
2. 在能夠承受範圍內，每天可以多做幾輪，效果自然顯現。

■ 保養方 2　　小腿離心收縮 ·········

1. 找階梯扶好手，墊腳尖約 1 秒。
2. 單腳緩緩下落（約 3 秒），此為一下，做 10 下為一輪，做 3 輪。

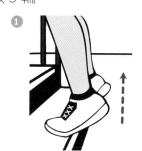
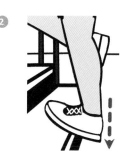

■ 保養方 3　　臀中肌訓練 ·····································

1. 側躺，雙腳平行。
2. 上側腳維持打直，向外上抬起再緩緩放下，此為一次。
   重複 12 次為一輪，共做 3 輪。

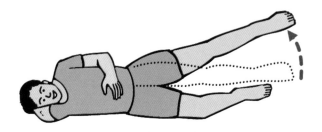

（注意事項）

可搭配彈力帶操作，效果更好。

■ 保養方 4　　橋式運動 ···

1. 腳掌踩地，雙手臂平放體側，背部貼平。
2. 臀部向上抬起，撐住約 5 ～ 10 秒，再慢慢放下，此唯
   一次，重複 10 次為一輪，做 3 輪。
3. 在能夠承受的範圍內，每天可以多做幾次，效果自然顯
   現。

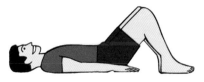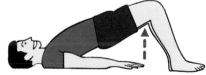

腳踝扭傷
籃球狂永遠的痛

大學生阿弟來求診：「醫師我一個月前腳踝扭傷，外面醫師照 X 光說骨頭沒怎樣，但現在回去打球還是會腫脹跟疼痛耶！」

我：「你扭到後有休息嗎？是不是很快就跑回去打球了？」

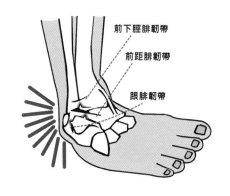

前下脛腓韌帶
前距腓韌帶
跟腓韌帶

阿弟：「嗯…醫師你怎麼知道！？」

我：「因為我也最喜歡打籃球啊…哈哈哈！」

打籃球、羽毛球或排球等需要跑跳的運動常遇到腳踝扭傷，臨床上治療選項不少，只是如果有撕裂傷，恢復還是需要 2 到 4 週以上的時間，要有點耐心等待恢復，也提醒大家打籃球要有球品不要埋地雷喔！

認識腳踝扭到

腳踝扭傷是下肢運動傷害中最常見的一種，尤其常見

於籃球、排球和足球等運動員。其中外翻（踝關節向內扭傷）是最常見的，約佔總發病率的 85%。在扭傷過程中，最常受傷的是前距腓韌帶，但腓韌帶或前下脛腓韌帶同樣可能受傷。大約有一半的患者可能會出現後遺症。

症狀與診斷

症狀包括腳踝外側（或內側）出現紅腫、發熱和疼痛，行走或踩地時可能會加重症狀。根據患者的情況，可分為以下三級：

分級	定義
第一級	韌帶局部發炎腫脹
第二級	韌帶部分撕裂傷
第三級	韌帶全層斷裂

治療與用藥

治療分為急性期治療、亞急性期與恢復期治療兩個階段。

急性期治療

包括冰敷、休息、抬高患處、局部壓迫、口服或注射消炎止痛藥物。如果有韌帶撕裂，則可早期使用支架或護踝，也可考慮運動貼紮。對於全層韌帶斷裂伴有嚴重腫脹的患者，使用腋下拐杖暫時支撐是合理的。

亞急性期與恢復期治療

應盡早進行關節活動度運動、早期承重、伸展、徒手治療、儀器治療（如熱敷、紅外線、雷射與震波等）、下肢筋膜伸展和運動訓練。運動訓練的過程包括閉鎖鏈訓練、開放鍊訓練、臀腿肌力訓練、腳踝穩定訓練等，直至患者能夠恢復原本的運動訓練。如果症狀改善有限，則可考慮增生治療。

⟋ DIY 保養方

■ 保養方 1　足踝幫浦運動（ankle pumps）

1. 腳背與腳趾用力向上翹到極限停住 2 ～ 5 秒。
2. 再用力下向下（蹠屈）到極限停住 2 ～ 5 秒，此為一次，重複 20 次為一輪。
3. 在能夠承受範圍內，每天多做幾輪，效果自然顯現。

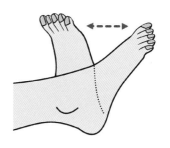

■ 保養方 2　阿基里斯腱伸展

1. 坐姿，將毛巾或彈力帶固定在足底。
2. 向身體方向拉到小腿有緊繃感停住 15 ～ 30 秒，此為一次，重複 3 ～ 5 次為一輪。
3. 在能夠承受範圍內，每天多做幾輪，效果自然顯現。

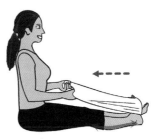

■ **保養方 3　足踝穩定度訓練 1【彈力帶阻抗訓練】**········

　　腳踝扭到後，進行足踝穩定度訓練是非常重要的一部分，可以幫助恢復受損的韌帶和肌肉，提高踝關節的穩定性，預防未來再次受傷。本文提供彈力帶阻抗訓練、墊腳尖與翹腳尖運動，及動態平衡訓練等三種方式給大家參考。

　　這些訓練應該根據個人的情況和康復進度來進行，最好在物理治療師或醫療專業人員的指導下進行，逐漸增加訓練強度和次數，直到達到理想的穩定性和功能恢復。

1. **背屈：**做 3 組，出力約 3～5 秒，每組 15 下。

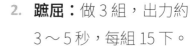
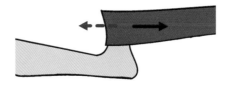

2. **蹠屈：**做 3 組，出力約 3～5 秒，每組 15 下。

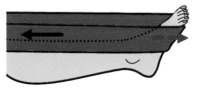

3. **外翻：**做 3 組，出力約 3～5 秒，每組 15 下。

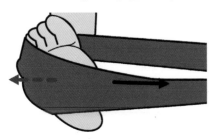

4. **內翻：**做 3 組，出力約 3～5 秒，每組 15 下。

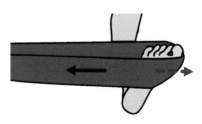

■保養方 4　足踝穩定度訓練 2【墊腳尖與翹腳尖運動】

雙腳墊腳尖／翹腳尖，維持 3 至 5 秒，每組做 15 下，一共做三組。順序如下圖，由 1 做到 4，這樣算一下。

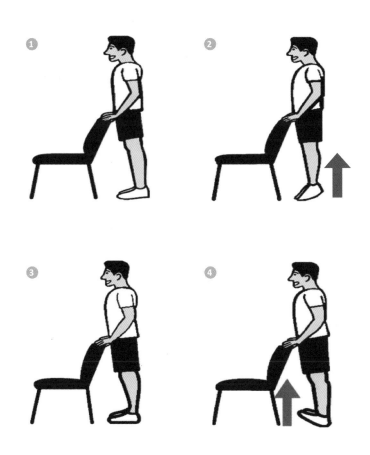

■保養方 5　足踝穩定度訓練 3【動態平衡訓練】· · · · · · · · ·

　　單腳站立，另一腳依 1 ～ 3 順序踏往不同方向，各方向都做完算一次，做 20 次。

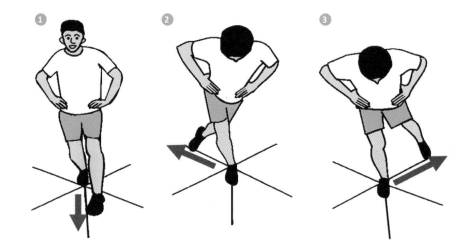

脛後肌疾患
扁平足個案最常見

　　門診來了一位熱愛跑步的帥哥，主訴說腳踝內側疼痛，特別最近訓練量增加，疼痛更明顯，連阿基里斯腱都開始一起痠痛腫脹，看了一下他的鞋子：「你有輕微的扁平足，還做鞋墊吧？」

　　帥哥：「對啊，跑友說我這個是夾脛症，應該是吧？可是都加鞋墊怎麼還會這樣啊？」

　　用超音波評估後：「是夾脛症沒錯，而且你脛後肌整個都腫脹發炎了，另外你這鞋子該換了啦，鞋底都磨平而且避震幾乎都沒了」

　　經過深入瞭解，這位帥哥確診康復後短時間內就把跑量拉太高了，加上鞋子早就不堪負荷，才會導致這樣的問題，後續安排了增生注射，最重要就是提醒他趕快去把鞋子換過了！

認識脛後肌疾患

　　脛後肌疾患是一種常見的下肢肌肉骨骼疾患，通常歸

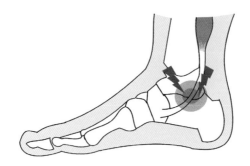

類為內側脛骨壓力症候群或夾脛症（shin splint），這是因為脛後肌的功能是蹠屈與足內翻，同時也支撐著足弓。此類疾患常見於跑者或長途步行者。大多數危險因子包括扁平足，偶爾也可能是由於足踝舊傷、訓練量增加等因素引起。如果不及時處理甚至強行訓練，可能導致疲勞性骨折。

症狀與診斷

典型症狀是內踝後側或小腿內側疼痛，疼痛在行走、跑步或運動後會加重。已知的危險因素包括扁平足、足踝部韌帶舊傷、長短腳或動力鍊問題。

一般臨床理學檢查即可確診，X光可評估是否有扁平足或其他問題，可用超音波或磁振造影（MRI）評估肌腱問題。

治療與用藥

保守治療方法包括休息、鞋墊、急性發作時的冰敷、

護具與運動貼紮、伸展、滾筒、徒手治療、震波與儀器物理治療、以及藥物與注射治療。

DIY 保養方

■ 保養方 1　脛後肌伸展 ·

1. 呈弓箭步。
2. 後腳踩在地上但須稍微旋前，讓足部內側有緊繃感維持 15 秒，此為一次，重複 5 次為一輪。
3. 在能夠承受範圍內，每天多做幾輪，效果自然顯現。

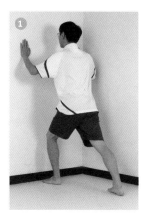
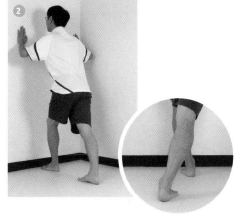

■保養方 2　　滾筒放鬆 ···

1. 躺下來，將滾筒壓在小腿脛骨下，雙手施力，帶動身體
   和腿部往後，滾筒反向往前。

2. 讓腿與腳呈 90 度，將腳踝的脛後肌正好壓在滾筒上按
   摩，維持 15 秒，此為一次，做 15 次。

❶ 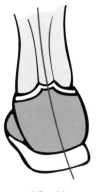　　**❷**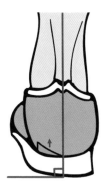

■保養方 3　　穿鞋墊校正 ···································

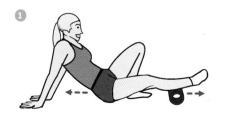　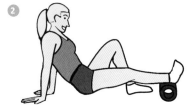

▲矯正前。　　　　　　　　▲穿鞋墊矯正後。

伸趾肌腱炎
最常腳背痛

一個大姐來門診：「我上禮拜跟朋友一行人去爬山，回來之後腳背就一直痛，本來想說會不會自己好，但是昨天上班走太多路了，今天真的痛到受不了，醫師你幫我看看吧！」

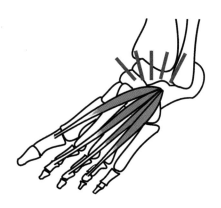

我仔細評估步態、足弓與鞋底發現是伸趾短肌的損傷：「這個應該是走崎嶇不平的山路加上沒有伸展放鬆所導致，我想儀器治療加上伸展放鬆就可以治好了」

大姐：「不用打針嗎？（她心裡的 os 肯定是「就這樣？」）那有沒有要注意的地方啊？」

我：「不用啦，建議登山鞋可以選合腳一點的，搭配厚襪子跟綁緊鞋帶，當然最重要的是爬完山後一定要伸展一下囉！」

╱ 認識伸趾肌腱炎

伸趾肌腱炎是一個常見但通常可以自行改善的小問題，下面我們將介紹這個情況。如果你在爬山時感到足背痛，不妨試著自己拉筋一下！此外，分享了一個經驗：對於經常有腳部問題的朋友來說，少穿拖鞋，改穿合腳的慢跑鞋或涼鞋可能會有所幫助。

╱ 症狀與診斷

伸趾短肌位於足背靠近外踝前側，當在不平整的地面上行走（例如健行、爬山、沙灘）過久或者使用不良的鞋具時，可能會引發足背發炎疼痛的情況。通常可以通過臨床診斷來確診伸趾肌腱炎。

╱ 治療與用藥

治療伸趾肌腱炎的方法包括使用消炎藥物、進行儀器治療、徒手治療、震波治療等。一般而言，這些治療方式都有良好的效果，但如果要根治，則建議評估並調整鞋具。

DIY 保養方

■ 保養方　伸趾短肌伸展 ·

1. 將腳部呈現翹腳姿勢。

2. 一手固定腳踝，另一手將腳趾向腳掌方向彎曲到緊繃感為止，停住 15 秒，此為一次，重複 5 次為一輪。

3. 在能夠承受範圍內，每天持續多做幾輪，效果自然顯現。

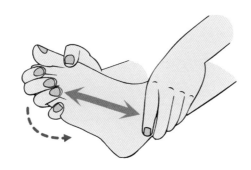

大腳趾外翻
無法再穿美美的涼鞋？

　　門診中來了一位年輕女性，她患有大腳趾外翻，明顯對此問題感到擔憂，一坐下就問道：「我這樣是不是以後都不能穿高跟鞋了？」

　　我回答道：「其實大腳趾外翻是由基因、生物力學、性別、體重、年齡、扁平足和鞋子等多重因素累積造成的。因此，說不能穿高跟鞋有些言之過早，但長時間穿著高跟鞋確實不太適合。」

認識大腳趾外翻

　　大腳趾外翻是一個相當普遍的問題，超過四分之一的人都可能會有這個情況。一般來說，如果大腳趾外翻的角度超過 15 度，就可以診斷為大腳趾外翻。保守治療主要針對緩解症狀並防止惡化，但保守治療的矯正效果有限。如果外翻角度超過 30 度，甚至是 40 度以上，且伴隨明顯的症狀和腫痛，則建議考慮手術治療。

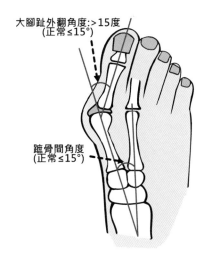

大腳趾外翻角度:>15度
(正常≤15°)

蹠骨間角度
(正常≤15°)

╱ 症狀與診斷

　　大腳趾外翻是一個相當常見的問題，與個人的體質、體重、是否有扁平足以及穿著鞋子等因素有關。一般來說，只要外翻角度超過 15 度，就可以確診為大腳趾外翻。

╱ 治療與用藥

　　對於沒有症狀的患者，通常不需要進行處理。對於急性疼痛，可以使用止痛藥或物理治療進行處理。然而，保守治療的療效往往缺乏明確的醫學實證。保守治療的方法包括：

- 減輕體重。
- 穿著平底寬楦的鞋子。
- 使用足部裝具（復健科可以量身訂做，但可能需要自費）。
- 穿著五指襪。
- 冰敷。

- 使用消炎藥。

- 進行足部伸展和徒手治療。

　若要矯正角度或保守治療效果不佳時，需要考慮外科手術。

DIY 保養方

■保養方 1　　穿戴足部裝具 ·······························

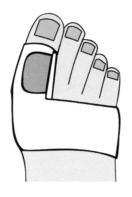

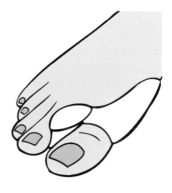

■保養方 2　　穿戴平底寬楦鞋與鞋墊、足弓支撐 ·········

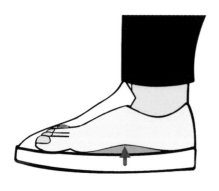

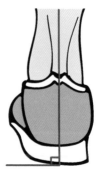

跗隧道症候群
腳踝內側會麻原因之一

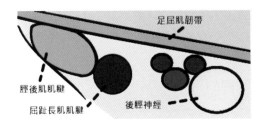
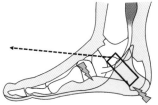

門診來的一位大姐：「李醫師，我的腳踝內側跟腳底都會麻麻的！」

聽著大姐的主訴，我問她：「有腰痛嗎？麻痛除了腳還有其他地方有嗎？會不會像被電到的感覺？」

大姐：「不會耶，就是只有剛剛摸的那邊麻而已。」

理學檢查，發現跗隧道敲擊測試陽性，而且大姐也有副舟狀骨（因此導致不舒服），我：「請你往門口走過去，幫你看一下足弓。」

我再問：「之前有醫師說過你有扁平足嗎？」

大姐：「有，之前也有穿過足弓鞋」

我：「我的診斷是『跗隧道症候群』，是一個不算常

見的問題，簡單講就是後脛神經在腳踝內側受到壓迫。」

　　大姐：「那跟腕隧道症候群有關嗎？我之前腕隧道有去開刀」

　　我：「雖然都是神經壓迫，但其實沒什麼關聯哦，反倒是跟扁平足有關，所以除了復健，鞋墊還是要處理一下，才不會『會好也袂完全』哦！」

認識跗隧道症候群

　　跗隧道症候群，又稱踝隧道症候群，雖然並不是常見的病症，但卻值得我們關注。這個症候群通常是由於，後脛神經在足內踝處受到壓迫可能是因為外傷（如扭傷、挫傷）或是生物力學原因（如扁平足、足弓塌陷、脛後肌肌腱炎）造成的。

　　這導致足踝內側和腳底出現麻痛和感覺異常。從我的臨床經驗來看，保守治療在大多數情況下都是有效的，而鞋墊的調整也是很重要的一環。

症狀與診斷

　　診斷這種病情通常不難，一般的臨床評估就能夠確診。此外，醫生還可以安排進行神經傳導檢查，而 X 光則可用於評估是否存在扁平足或其他問題。如果需要進一步評估局部組織情況，超音波或磁振造影（MRI）也是有用的檢查手段。

治療與用藥

在治療方面，保守治療是首選，其中包括休息、下肢筋膜伸展和滾筒放鬆等。此外，消炎止痛藥物和注射治療也是常見的治療方式。鞋墊的調整同樣重要，可以幫助減輕脛神經的壓力。

另外，物理治療（包括儀器治療和徒手治療）以及震波療法也是有效的治療手段。在一些情況下，手術治療可能是必要的，但這通常是在保守治療無效的情況下考慮的選項。

DIY 保養方

■ 保養方 1　脛後肌伸展 ⋅⋅⋅⋅⋅⋅⋅⋅⋅⋅⋅⋅⋅⋅⋅⋅⋅⋅⋅⋅⋅⋅⋅⋅⋅⋅⋅⋅⋅⋅⋅⋅

1. 呈弓箭步。
2. 後腳踩在地上但須稍微旋前，讓足部內側有緊繃感維持 15 秒，此為一次，重複 5 次為一輪。
3. 在能夠承受範圍內，每天多做幾輪，效果自然顯現。

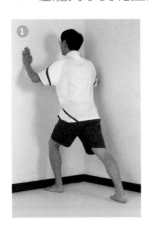
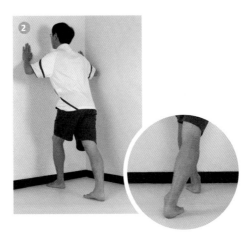

■**保養方2　滾筒放鬆** ·

1. 躺下來，將滾筒壓在小腿脛骨下，雙手施力，帶動身體和腿部往後，滾筒反向往前。

2. 讓腿與腳呈 90 度，將腳踝的脛後肌正好壓在滾筒上按摩，維持 15 秒，此為一次，做 15 次。

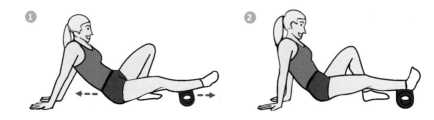

■**保養方3　穿鞋墊校正** ·

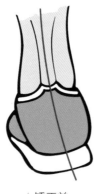 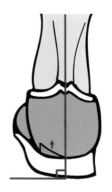

▲矯正前。　　　　　　　　▲穿鞋墊矯正後。

扁平足
穿鞋墊是最基本的

　　一位心急如焚的媽媽帶著讀高中的兒子來看診，從醫多年已具備讀心術的我（雖然偶爾會不準，哈！）看出兒子心理在默念「我不想看醫師啊！」，但是看診是醫師的職責，還是問了一下阿弟：「你今天什麼原因來就診阿？」

　　阿弟（頭低低的有點厭世地指了一下媽媽）：「啊，我媽就叫我來囉！」

　　媽媽連忙說：「醫師歹勢，這孩子沒禮貌。他之前打籃球腳扭到，雖然中醫已經看好了，但說他有扁平足，想說帶來復健科檢查一下。」

　　我仔細評估過後：「臨床評估看起來有扁平足，可以再照一下 X 光確認一下足弓的角度，再看看要不要做鞋墊哦！」

　　看到阿弟興趣缺缺、媽媽憂心忡忡，我連忙緩頰：「其實扁平足很常見啦，很多 NBA 球員像是 LBJ、林書豪都有被報導有扁平足喔！但只要配合適當的鞋墊，做一些歐洲步轉向、轉身會比較順，切入啟動也會快很多！」

聽到 NBA 跟歐洲步，阿弟好像被雷打到一樣直接醒過來了：「醫師你有在打球喔！」

我：「有啦有啦，我最愛打籃球哦！」

結果，後面就都在聊球了（……省略千字！哈）

認識扁平足

扁平足是一種相當常見的問題，約有 1/5 至 1/3 的人口會受到影響，這並不罕見。儘管如此，扁平足被認為是導致許多足部疾病的風險因素，例如脛後肌腱炎（夾脛症）、阿基里斯腱肌腱炎、腓腸肌疾病等等。此外，扁平足也可能影響運動表現，甚至會影響到日常生活。因此，我們應該積極處理這個問題，最簡單的方法就是使用鞋墊進行調整，這樣就能夠避免經常出現腳痛的情況。

扁平足的定義是指內縱足弓的塌陷。在臨床上，扁平足可以分為先天性和後天性兩種。先天性扁平足通常與遺傳有關，並不一定會出現症狀。如果出現症狀，可能包括足弓疼痛、內踝疼痛、小腿疼痛、膝蓋疼痛，甚至是髖關節、骨盆和背部的疼痛，這些都有可能是扁平足所引起的。

症狀與診斷

診斷扁平足通常需要測量角度。在站立狀態下拍攝 X 光，可以測量第五蹠骨兩端下緣與跟骨兩端下緣之間的交角，這個角度被稱為足弓角（如下左圖），可以作為判斷兵

役役別的參考指標。一般標準是 165 ～ 168 度服替代役，如果 >168 度則免役。

醫學上通常使用 Meary's angle（梅爾角，如下右圖）來定義扁平足，其標準是大於 4 度（Meary's angle >4 度，距骨和第一蹠骨的交角）。

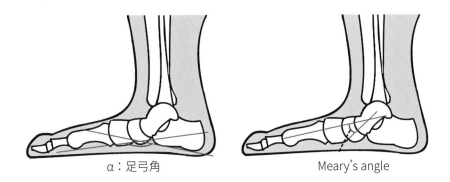

α：足弓角   Meary's angle

治療與用藥

在治療方面，可以根據患者的年齡和症狀進行不同的處理。在成長中的孩童和青少年身上，如果有症狀，可以早期給予鞋墊，並進行物理治療，通過針對足部的訓練來促進足弓的發育。對於成年人，如果出現症狀，可以首先使用鞋墊並配合消炎藥物治療，同時控制體重。對於嚴重的情況，才需要考慮手術治療。

⸗DIY 保養方

■保養方 1　足底滾球 ·····························

1. 用足底滾按摩球、網球或罐子，來回 30 秒 5 次，此為一輪，早晚各做一輪。

2. 持續每天做，效果自然顯現。

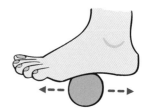

■保養方 2　伸展阿基里斯腱 ·····················

1. 靠牆呈弓箭步（後腿打直），伸展後方小腿到有緊繃感，停住 20 秒，此為一次，做 5 次為一輪。

2. 持續每天早晚各做一輪，效果自然顯現。

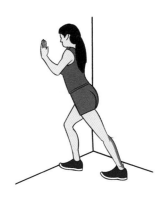

■保養方 3　穿鞋墊校正 ·························

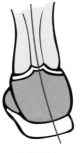 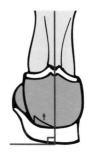

▲矯正前。　　　　▲穿鞋墊矯正後。

李醫師復健保養小教室
鞋墊選擇的方法

	鞋子內附鞋墊	市售（模組化）鞋墊	全訂製鞋墊
鞋墊	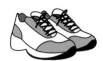	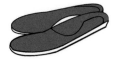	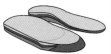
哪裡買	體育用品社、賣場	鞋墊店家、醫療院所	醫療院所、鞋墊店家
價錢	$$	$$$	$$$$
優點	• 價格較便宜 • 鞋墊與鞋身最密合 • 可直接一體試穿	• 價格適中 • 部分廠牌／型號可用模組化墊片修改（如壓力點）或加熱調整	• 取模可完全貼合腳型 • 同時處理其他問題（ex: 長短腳） • 大小厚度修改客製化程度最高
缺點	• 可能無法完全貼合腳型 • 支撐可能過多／過少 • 無法修改／調整 • 無法處理其他問題（ex: 長短腳）	• 高階的模組化鞋墊價格直逼全訂製，且須專業評估加工 • 客製化程度不及全訂製鞋墊	• 單價較高 • 需製作時間 • 需特殊專業製作 • 較厚，需挑選鞋款才可放入

足底筋膜炎
宛如被針刺到一般

醫師示範保養 DIY 影片

一位中年大哥一進診間就說:「醫師我的腳快痛死了,特別是半夜起來上廁所一踩地,真的痛到會怕!這禮拜工作太忙就一直拖著沒有管他,想不到愈來愈痛!」

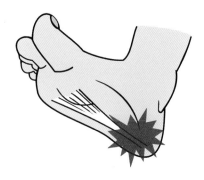

做完理學檢查跟超音波之後:「大哥你這個是很典型的足底筋膜炎,而且筋膜腫脹的程度已經快要達到正常值的兩倍了,如果想要快點好,超音波導引注射治療是比較合理的選項」

大哥:「對對對!我就要快點好,工作真的太忙,就麻煩醫師了!」

認識足底筋膜炎

足底筋膜炎是由於足底筋膜長時間過度使用、外傷或

先天問題（如骨刺、扁平足等）而引起的疼痛性疾病。這種疾病會導致足底筋膜發炎、增厚、鈣化，甚至撕裂，尤其常見於後腳跟內側，疼痛在清晨踩地時尤為明顯，部分患者也可能在前腳掌感受到疼痛。

據統計，高達 10% 的人一生中至少會出現一次足底筋膜炎，而這種情況尤其常見於跑步者，也與某些職業有關。因此必須降低臀肌無力、運動姿勢錯誤、伸展不夠、肥胖、足弓、生物力學等危險因子，不然可能會反反覆覆，相當難根治。

症狀與診斷

診斷足底筋膜炎通常是基於臨床表現，可以進行軟組織超音波、X 光或磁振造影（MRI）等檢查來進一步確診。

治療與用藥

治療足底筋膜炎的方法包括休息、調整跑步姿勢、進行伸展和按摩、調整鞋墊、使用消炎止痛藥物、夜間支架、進行儀器治療（如電療、超音波治療）、體外震波治療、超音波導引注射，以及必要時進行手術。

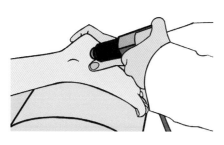

▲ 體外震波治療

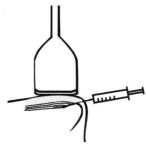

▲ 超音波導引注射

╱DIY 保養方

■ 保養方 1　　足底筋膜伸展按摩 ·············

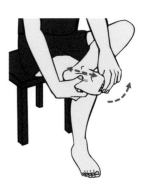

1. 將足部與腳趾頭向背側扳起到緊繃感。
2. 維持 20 秒，同時來回按摩足底筋膜 5 次，此為一輪，早晚各做一輪。
3. 持續每天做，效果自然顯現。

■ 保養方 2　　足底滾球 ·············

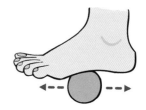

1. 用足底滾按摩球、網球或罐子，來回 30 秒 5 次，此為一輪，早晚各做一輪。
2. 持續每天做，效果自然顯現。

■ 保養方 3　　伸展阿基里斯腱 ·············

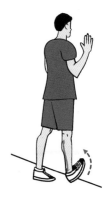

1. 靠牆呈弓箭步（後腿打直），伸展後方小腿到有緊繃感，停住 20 秒，此為一次，做 5 次為一輪。
2. 面對牆站直，後腳跟著地，前腳掌翹起頂住牆面，身體微向前傾，伸展到緊繃感停住 15-30 秒，重複 3 次。

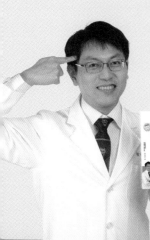

Part 4

常見的復健迷思

Q&A

Q1

跑步會傷膝蓋？

　　一位大哥被他老婆拖來診間：「其實也還好啦，我平常偶爾去跑步而已，只是跑完膝蓋痠痠緊緊的而已。」

　　我評估過後，發現他的髂脛束跟髕韌帶都有輕微發炎腫脹，但整體來說膝蓋的狀況是不錯的，這時候他太太開始暗示（明示！）我：「李醫師，你要不要勸他一下，他這個就是整天去跑步造成的啦！講都講不聽。」

　　雖然我一向是聽某喙，大富貴（聽老婆的話）的信徒，但還是要講實話：「他其實跑量還好啦，每週3次5K真的還好，照目前醫學實證來講，不但不會傷膝蓋，還能夠保養膝蓋呢！」

　　老婆大驚：「那那那……他膝蓋怎麼會痛啊！不是跑太多退化了嗎？」

　　我：「不是啦，他跑完之後的筋膜放鬆與伸展顯然是沒有做足，我再教他一些保養的撇步就可以了，別擔心！」

　　這時我就馬上感到大哥感激莫名的眼神了！

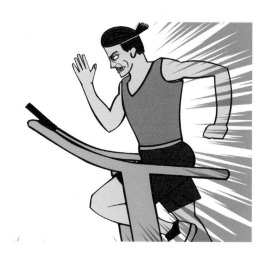

　　跑步是一項可近性高、費用低廉的運動，許多人除了散步以外，將其視為日常的運動首選。適當的跑步不僅有助於保護膝蓋，還能在醫學上降低死亡率、控制體重、降低血脂、提升高密度脂蛋白（HDL）、改善情緒。以下提供一些常見問題與解答：

Q 我每次去跑步，膝蓋都很痛！

A 膝蓋痛絕非正常現象，可以加強跑前的暖身和跑後的拉筋，或者使用滾筒、筋膜槍等放鬆肌肉。如果疼痛持續，可能需要就醫檢查評估。

Q 我沒有運動習慣，有點胖、有慢性病，適合跑步嗎？

A 對於從未有運動習慣或較為肥胖的人，可以從低衝擊運動開始，例如快走、傾斜跑步機、滑步機、固定式腳踏

車、水中活動等。患有高血壓、糖尿病等慢性病的人如果擔心，可以根據美國運動醫學會的建議進行評估，或使用 PAR-Q 問卷進行篩選。

Q 適量的跑步不傷膝蓋，那麼「適量」是什麼意思？

A 每個人的「適量」可能略有差異，但基本上一週跑 20 到 40 公里以下或每次跑個半小時到一小時是可接受的。重點是要有足夠的運動量，而不是過量。另外，研究顯示跑步量對於死亡率的影響沒有明顯差異，所以重要的是要保持運動。

考慮到大家的興趣不同，運動是多元化的。跑步只是有氧運動的其中一種，大家可以挑選自己喜歡的運動方式，只要能達到一定的心律，讓運動變得開心就是很好的！同時，別忽略了阻力訓練、核心訓練和伸展運動的重要性。（謎之聲：我沒有時間…）

Q2
下樓梯會傷膝蓋？
倒著走不傷膝蓋？

Q 下樓梯會傷膝蓋嗎？

A 患者回診來打玻尿酸，跟我說：「膝蓋打完玻尿酸真的有改善蠻多的」

我：「也要記得多運動跟控制體重喔，就照我之前跟你講的那樣吃喔！」

患者：「唉，我之前住公寓每天都要爬樓梯，就是每天頻繁下樓梯把膝蓋搞壞了！」

所謂下樓梯會傷膝蓋的說法已經流傳多年，但其實只有生物力學研究顯示下樓梯膝蓋關節受力會增大，並沒有任何的長期觀察型研究顯示每天下個幾層樓梯就會導致膝蓋退化。相較之下，肥胖、肌力不足才更是膝蓋的殺手，比樓梯更值得我們注意！甚至還有不少國內外的運動指引建議大家每天爬個幾層樓梯有益健康哦！

Q 倒著走不傷膝蓋？

A 不少朋友會問到「倒退下樓梯會不會比較不傷膝蓋？」綜合之前的研究，倒退下樓梯／下山，在短時間內可以利用增加髖關節的活動，暫時減少膝蓋負擔，以緩解膝蓋的不適。因此，我有以下三個建議：

　　如果在爬樓梯／爬山上去時感到膝蓋不適或受傷（或本身有膝蓋退化急性發炎），在下山時膝蓋感到不舒服，您可以暫時性地倒著下樓梯／下山，讓髖關節在短時間內代償一下。

　　如果您的膝蓋沒有任何不適，就不需要刻意倒退下樓梯／下山。反而，刻意倒退下樓梯／下山可能增加跌倒與骨折的風險。目前並無任何實證證明倒退下樓梯可以預防／改善膝蓋退化。

　　倒著下山或下樓梯時務必注意安全，緊抓扶手、盡量回頭看路。在過程中讓膝蓋放鬆，讓核心與骨盆代償身體重心。

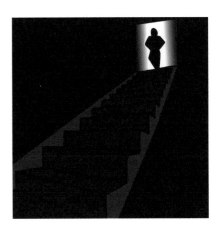

Q3
吊單槓
可以改善腰痛？

門診來了一個阿伯，已經在外診斷出有腰椎椎間盤突出的情形，但想先來復健看看有那些注意事項。我在指導阿伯一些居家保健方法時他發問了。

阿伯：「醫師我想問你，拉單槓對我有沒有效啊？」

我：「你是說做單槓引體向上嗎？還是吊在那邊？」

阿伯：「我拉不上去啦！之前聽說吊著可以保養脊椎，有類似牽引的效果」

我：「哈哈！其實目前這個並沒有醫學實證哦！但是可以做反向划船和正手引體向上兩個動作，強健肌肉、筋骨，減輕脊椎負擔。」

Ⓐ 拉單槓治療肩頸痛、腰痛、椎間盤突出這個說法也有很多年了。雖然基本上單槓引體向上是一個很棒的運動，可以充分訓練到闊背肌、二頭肌還有核心肌群等；同時吊在單槓上其實也會訓練到一些前臂、手指肌肉與闊背肌，但到目前為止，醫學實證上關於吊單槓對脊椎的療

效仍有所保留。

而且最重要的，我不少患者反而因為吊單槓受傷，搞成網球肘、高爾夫球肘、肩旋轉肌袖撕裂傷等等問題，那就真的屋漏偏逢連夜雨了！所以跟大家介紹一下單槓可以做的引體向上與反向划船兩個動作，卻有不錯的運動效果。

■動作1　反向划船

1. 找一個較低的單槓（愈低會愈困難）。

2. 躺在單槓下，雙手張開比肩略寬，各握住一邊，雙臂伸直，雙腳可先踩在地上。見動作１～１圖。

3. 拉直雙腿（初學者可先把腳掌踩在地面支撐，膝蓋彎曲），核心（小腹）輕輕收縮，肩胛骨微微出力，準備上拉。見動作１～１圖。

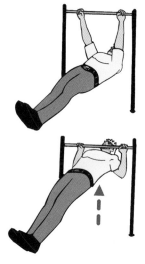

▲ 動作１～１（上圖），
動作１～２（下圖）

4. 手部握住單槓（但不要過分緊握），依靠背部與手臂二頭肌的力量將胸部拉向單槓。見動作１～２圖。

5. 逐漸放鬆闊背肌，讓身體緩緩下降，重複做８～12次，這樣為一輪，重複３輪。重覆動作１～１和１～２圖。

■動作 2　正手引體向上

1.　雙手張開比肩略寬，掌心朝前握住單槓。核心（小腹）輕輕收縮，身體盡量不要晃動，雙腳夾緊伸直或後勾。見動作 2 ～ 1 圖。

2.　肩胛後縮上拉，依靠闊背肌與二頭肌等的力量讓胸口接近單槓。見動作 2 ～ 2 圖。

3.　逐漸放鬆闊背肌，讓身體緩緩下降，重複做 6 ～ 10 次，這樣為一輪，重複 3 輪。重覆動作 2 ～ 1 和 2 ～ 2 圖。

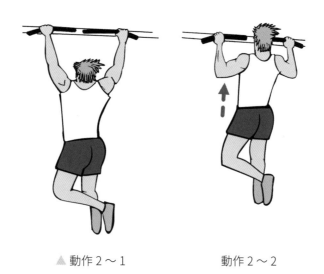

▲ 動作 2 ～ 1　　　　　　動作 2 ～ 2

Q3 吊單槓可以改善腰痛？

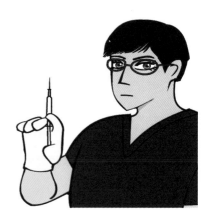

Q4
打玻尿酸會上癮？

阿伯：「醫師阿！我兩邊膝蓋快痛死了，現在要蹲也蹲不下去！」

評估後我跟阿伯說：「你的膝蓋有明顯退化，滑囊還有大量積水，會建議超音波導引抽組織液，並且注射玻尿酸。」

阿伯：「玻尿酸喔！我有聽過，我鄰居說每半年就要打三支，打了好幾年，這樣會不會牢咧（tiâu-leh，上癮）？」

我：「阿伯你別擔心，目前沒有任何醫學實證顯示打玻尿酸會上癮，這次打完，你好好控制體重加上運動，一定會更好的。」

A

　　玻尿酸在目前的醫學實證中，被證實可以減少消炎止痛藥物的使用，延緩人工關節置換的時間。此外，長時間來看，它還可以降低整體膝蓋退化所需的醫療支出。從成本效益（CP 值）的角度來看，玻尿酸治療也不亞於其他保守治療（如類固醇、消炎止痛藥等），因此，它也是治療膝蓋退化的重要選項之一。

　　但是，對於膝蓋的保健，最重要的還是規律的運動、營養以及體重管理，所以，並不要特別去擔心一直去打玻尿酸這件事哦！

Q5

走路是運動嗎？

門診來了一個阿伯，「醫師我膝蓋好痛，是不是退化了？現在蹲不下去，還有點沒力氣。」

檢查評估後，我跟阿伯說：「阿伯你的膝關節退化，皺襞也有點發炎啦，體重過重有關。」

阿伯：「我逐工攏行一萬步矣（每天都走一萬步），這樣是走太多了嗎？」

我：「行一萬步是真好，毋過保養跤頭趺，干焦靠走路閣無夠用（走一萬步很好，但是要保養膝蓋只靠走路是不夠的），我建議每天走完要伸展，再做一點重訓更好。」

A

研究顯示，每天走愈多（8000～12000 步比 4000 步以下）死亡率可以下降愈多。跟走路速度無關，總之醫學實證建議每天至少走 4000 步；超過 8000 步以上額外的好處就比較不明顯了。高血壓族群規律跑步跟規律走路有相同的好處，但糖尿病族群相對一般族群更需要高強度運動，我會

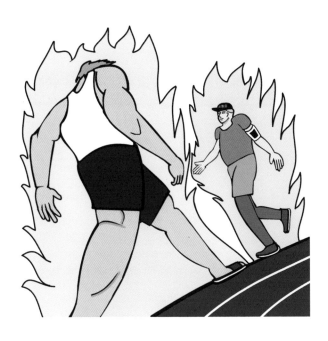

建議做點重訓或是中高強度有氧運動。

　　然後是大家最關心的走路會不會傷膝蓋，目前顯示不論是跑步或是快走都不會傷膝蓋，反而還會保護膝蓋。當然走路膝蓋痛絕對不是正常現象，請尋求專業評估哦！

　　我個人的建議是量力而為，先從低衝擊性，喜歡做，且可完整做完不會疼痛的運動開始。同時，走路僅僅是一種中低強度運動，還有很多有趣的運動可以做，像是羽球、桌球、有氧舞蹈、太極拳等等，也千萬不要對走路步數感到焦慮哦！

Q6

注射類固醇不好嗎？

　　大哥：「醫師我肩膀痛到快掛了，抬起來就痛。」

　　我診斷是典型的肩夾擠症候群，有滑囊發炎積水：「這個應該很痛耶，而且肩膀抬高就會痛到沒力。」

　　大哥：「對！對！對！醫師你真懂，有快一點處理的方法嗎？我明天還有好幾個案子」做水電的大哥果然都是直來直往。

　　我：「如果效果要最快，打類固醇是最快的啦！」

　　大哥：「類固醇喔？打那個會不會很不好啊？」

　　我：「如果要快速有效注美國仙丹（類固醇）是合理的啦！研究發現不要打太多次是沒問題的。」

A

局部注射類固醇——這是個逆風的話題。

大家一聽到「類固醇」往往避之唯恐不及，幾乎就是「萬惡西藥」的代名詞，我也知道局部注射類固醇可能會有增加感染機率、使軟組織變脆弱、肌腱斷裂、影響皮膚等副作用。但同時，肩夾擠、膝關節退化、足底筋膜炎、下背痛、媽媽手等症狀，許多論文研究又推薦能夠使用。

所以，我的原則是「慎用」：符合醫療指引（每個關節每年不超過 4 次注射，每次間隔超過 3 個月），而且一定指導個案後續保養與運動的方法，才能夠常保健康。

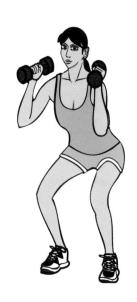

Q7
重訓會很危險嗎？

　　門診來了一對老夫妻：「我們都有糖尿病，腰椎膝蓋也都不好，想請你教教我們如何保健啦？」

　　我：「可以規律做阻力訓練，也就是俗稱的『重訓』啦，也可避免肌少症哦！」

　　先生：「那個不是很危險嗎？我怕會受傷耶！」

Ⓐ

　　研究顯示，重訓其實並不危險，而且還對身體健康有益。當然，大家多非選手、教練出身，如果擔心風險，可以請合格的運動教練指導。相較重訓的風險，我覺得台灣的馬路還更加危險呢！

Q8

運動前
應不應該拉筋？

　　一位大姐來看診：「我想說要開始運動，去上社區的有氧舞蹈班，但是才兩個禮拜，我就腰痠背痛加腿痛，足底也痛得要命，是不是受傷了啊！你幫我看看。」

　　我評估發現，不只腰臀腿的筋膜緊繃，全身的筋膜都硬邦邦，連肌腱都有發炎情形。

　　我：「小姐，你運動後有拉筋伸展嗎？」

　　大姐：「有啊，我運動前都會自己先拉筋。」

　　我（大概猜到來龍去脈）：「請問運動做完之後還有嗎？」

　　大姐：「老師有稍微帶我們拉一下啦，可是不是運動前拉筋比較重要嗎？」

　　我：「現在的觀念是運動前可以做關節活動、低強度活動鬆開關節，甚至做一點動態拉筋；但運動後一定要好好的靜態拉筋，每個部位做 3 組，各 30 秒才不會隔天全身硬梆梆哦，還可以減少痠痛呢！」

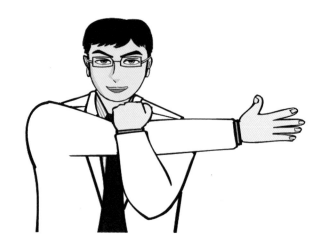

A

　　我曾經是游泳隊的一員，回想起當時，我們非常重視運動前的拉筋。雖然運動後也有收操，但常常做得不夠仔細。隨著年齡漸長，每次運動後如果沒有花點時間好好放鬆筋膜，接下來的幾天就會遭到「痠痛女神的處決」。

　　事實上，醫學指引也是這樣建議的：「運動前暖身鬆開關節、運動後收操伸展放鬆筋膜」，希望大家都能擁有正確的觀念！

　　進行運動後的冷卻動作（cooldown）能夠減少運動後的遲發性肌肉痠痛（DOMS），同時改善運動後的微發炎與組織代謝。根據美國運動醫學會的建議，暖身與收操應包括以下內容：

運動前的暖身很重要

　　可以進行關節活動、慢跑、開合跳、腳踏車等活動，

以鬆開身體關節和軟組織，增加血液循環。

運動結束時做緩和運動

在運動結束後，進行 5 ～ 10 分鐘的緩和運動，如步行、使用踏步機或固定式腳踏車，以幫助組織代謝。

伸展活動

運動後對於使用到的肌群進行固定式伸展運動，每個肌肉群伸展 10 ～ 30 秒，直到感覺到輕微的繃緊感，每個肌肉群重複 3 次。

筋膜放鬆與使用滾筒

也可以在運動後可以利用筋膜球和滾筒等工具放鬆筋膜，通過按摩來改善局部循環，從而減輕疼痛和發炎。

其他注意事項

補充水分、攝取足夠的營養、進行冷療、休息，還有確保充足的睡眠！

這些步驟對於保持健康的身體至關重要，希望大家都能遵循並將其納入日常運動中。

Q9
補充高蛋白就會長肌肉？

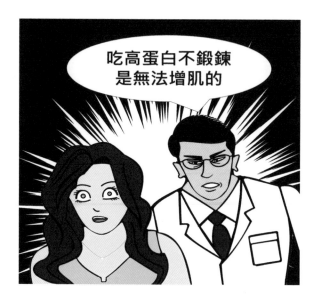

　　患者問我說：「我鄰居跟我說他有去美式賣場買那個蛋白粉，她說我看起來很瘦一定有肌少症，要吃高蛋白才不會肌少症啦！」

　　我說：「阿姨，我跟你說，單單吃蛋白粉是不會長肌肉的啦，還要足量的鍛鍊跟充足的睡眠才行，而且可以先從原型食物，像是肉類、雞蛋、豆製品開始補充啊！」

Ⓐ

　　我不是第一次被問到這個問題，畢竟預防肌少症建議每天攝取大於 1.0 ～ 1.2 g ／每公斤體重。但大量的研究都顯示，單純補充蛋白質是不夠的，必須要有運動的刺激才會長肌肉。

　　仔細想想，這樣才合理嘛！不然大家都不用重訓，滿街都是巨石強森、阿諾了！當然，如果是對重訓不熟悉的朋友，還是建議尋求專業建議與規劃菜單，才不會沒練到肌肉，卻變成復健科的傷患了！

Q9 補充高蛋白就會長肌肉？

Q10

老是找不到適合的枕頭？枕頭該如何挑選？

　　門診一個肩頸痛的患者回診：「李醫師，你上次教我做的運動很有效，現在肩頸痛比較改善了，我今天繼續做復健就好。」

　　我：「喔喔！那很好啊，你是上交叉症候群，本來主要就要靠運動改善，上次有讓你拍運動的圖吧？」

　　患者：「有有有，我後來直接到你的粉專抓圖了，另外問你一下，我的枕頭有需要調整嗎？之前同事跟我說肩頸痛是因為枕頭的原因。」

　　我：「枕頭嗎？這個可是有學問的喔！首先我們會看你是習慣正躺或是側睡，來決定枕頭的高度；另外，不論是正躺或側睡，脖子的支撐都要比頭部還高喔，才不會有脖子折到的感覺，因為每個人的身形、睡姿不同，別人睡了有效的枕頭，對你也不一定有用哦！」

A

　　根據 2021 年的研究，乳膠枕和彈簧枕被發現能夠改善慢性頸痛、起床時的不適感、頸部失能和滿意度，相對於羽毛枕有更好的效果，但對睡眠品質沒有明顯影響。然而，不

同形狀的枕頭（如一般枕頭、人體工學枕、圓柱狀枕頭）結果卻不一致。

　　一般來說，建議的枕頭高度為 10 ～ 12 公分，頭部與頸部的角度為 15 度，但這些建議仍需更多研究佐證。對於枕頭硬度的部分也有不同的結果，入睡時較軟的枕頭可能更好，但睡眠時間較長時，較硬的枕頭可能更佳。總之，雖然綜觀了許多內容，但好像沒有什麼明確的結論（其實床墊也是如此）。

　　簡單來說，選擇枕頭沒有絕對的標準，每個人的顱骨、頸椎和胸椎的角度、脂肪和肌肉厚度都有所不同。因此，原則上，讓你睡得好的枕頭就是好枕頭。以下是一些選擇枕頭的建議：

習慣正躺

1. 頸部要有支撐，且比頭部（後腦杓）高，可放浴巾捲（頸部）＋疊毛巾（頭部）搭配原有的枕頭調整。
2. 下巴略低於額頭 0 ～ 5 度，頭部與身體約呈 15 度，但非絕對。
3. 枕頭寬度是肩寬 1.2 倍。

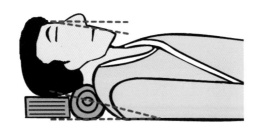

Q10 老是找不到適合的枕頭？枕頭該如何挑選？

習慣側躺

1. 鼻子跟頸部、胸骨一直線跟床面平行。

2. 一般需要的枕頭較高（與肩同寬），且頸椎處支撐要夠高

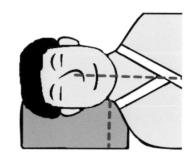

不確定自己適合躺什麼高度

可以用浴巾捲與毛巾疊加，逐步調到自己喜歡的高度

以上跟各位分享，對於換了 N 個枕頭都沒效的你，也可以做一些頸部周遭的運動及伸展看看，不一定是枕頭的問題哦！當然不舒服還是要尋求專業協助哦！

Q11
可以改善久站、久坐危害的動作？

A

　　胸椎活動度跟許多疾患息息相關：慢性肩頸痛、膏肓痛、下背痛、肩膀卡卡疼痛、呼吸不順，甚至自律神經疾患可能都有關，適當的訓練胸椎活動度可以改善久站、久坐帶來的危害。

　　這裡提供以下 4 個動作給大家參考；

■動作 1　靠牆蹲姿胸椎旋轉

1. 如圖靠牆蹲，髖關節貼住牆壁，將雙手向前平舉。
2. 接下來在骨盆貼緊牆壁的情形下向後旋轉，重複 10次，左右交替。

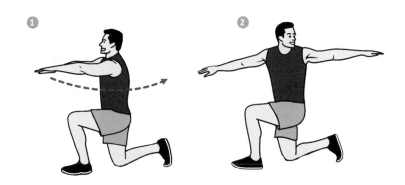

■**動作 2** **跪姿胸椎旋轉**

1. 如圖單手撐地，輕輕跪坐於小腿。

2. 一手手肘彎曲輕置於後頸，先內收停頓約 3 秒，再以
   胸椎為中心向後上方旋轉（擴胸），重複 10 次，左
   右交替。

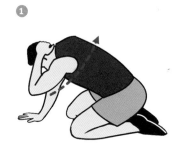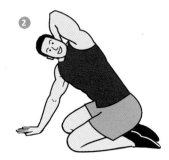

■**動作 3** **躺姿胸椎旋轉**

1. 如圖側躺在地，上方膝關節彎曲，用滾筒／枕頭支撐，
   將雙手向前平舉。

2. 接下來上方手臂帶動胸椎向後旋轉，重複 10 次，左
   右交替。

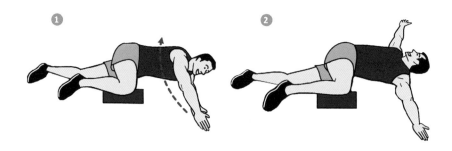

■動作 4　跪拜姿胸椎活動

1. 如圖成跪拜姿，雙手肘撐在床上，輕坐於小腿，一開始背部放鬆，輕輕拱背後。
2. 接下來胸椎伸展（背部豎脊肌發力，感受闊背肌拉伸感），重複 10 次，左右交替。

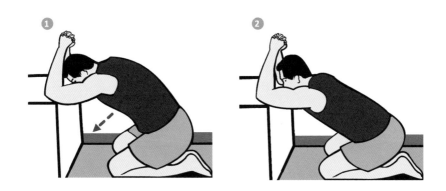

Q11 可以改善久站、久坐危害的動作？

DR. Me 健康系列 HD0198

【醫師親繪圖解 & 示範】
身體消痛復健一本通
從手肘腕到肩頸脊背、
腰臀腿膝足的臨床非藥處方

作　　　者／李炎諭
選　　　書／林小鈴
主　　　編／梁志君

行銷經理／王維君
業務經理／羅越華
總 編 輯／林小鈴
發 行 人／何飛鵬
出　　　版／原水文化・城邦文化事業股份有限公司
　　　　　　台北市南港區昆陽街 16 號四樓
　　　　　　電話：02-2500-7008　傳真：02-2500-7579
　　　　　　粉絲團網址：https://www.facebook.com/citeh2o
　　　　　　E-mail：H2O@cite.com.tw
發　　　行／英屬蓋曼群島商家庭傳媒股份有限公司城邦分公司
　　　　　　台北市南港區昆陽街 16 號四樓
　　　　　　書虫客服服務專線：02-25007718；02-25007719
　　　　　　24 小時傳真專線：02-25001990；02-25001991
　　　　　　服務時間：週一至週五上午 09:30-12:00；下午 13:30-17:00
　　　　　　讀者服務信箱 E-mail：service@readingclub.com.tw
劃撥帳號／19863813　戶名：書虫股份有限公司
香港發行／城邦（香港）出版集團有限公司
　　　　　　香港九龍土瓜灣土瓜灣道 86 號順聯工業大廈 6 樓 A 座
　　　　　　電話：(852) 2508-6231　傳真：(852) 2578-9337
　　　　　　電郵：hkcite@biznetvigator.com
馬新發行／城邦（馬新）出版集團
　　　　　　41, Jalan Radin Anum, Bandar Baru Seri Petaling,
　　　　　　57000 Kuala Lumpur, Malaysia.
　　　　　　電話：603-9056-3833　傳真：603- 9057-6622
　　　　　　電郵：service@cite.my

美術設計／劉麗雪
內頁繪圖／李炎諭
攝　　　影／林宗億
製版印刷／科億印刷股份有限公司
初　　　版／2024 年 4 月 25 日
初版 2.8 刷／2024 年 9 月 10 日
定　　　價／550 元

ISBN 978-626-7268-87-2 （平裝）
ISBN 978-626-7268-86-5 （EPUB）

國家圖書館出版品預行編目 (CIP) 資料

【醫師親繪圖解 & 示範】身體消痛復健一本通：從手肘腕到
肩頸脊背、腰臀腿膝足的臨床非藥處方 / 李炎諭作 .-- 初版 .--
臺北市：原水文化，城邦文化事業股份有限公司出版：英屬蓋
曼群島商家庭傳媒股份有限公司城邦分公司發行 , 2024.04
　　面；　公分
ISBN 978-626-7268-87-2(平裝)

1.CST: 復健醫學 2.CST: 物理治療

418.92　　　　　　　　　　　　　　　　　113004964

城邦讀書花園
www.cite.com.tw